W0410736

Gunther Beth

Der Neurosen-Kavalier

Gunther Beth

Der Neurosen-Kavalier

Roman

nach dem gleichnamigen Theaterstück
von Gunther Beth und Alan Cooper

Herbig

© 1990 by F. A. Herbig Verlagsbuchhandlung GmbH, München
Alle Rechte vorbehalten
Umschlaggestaltung: Felix Weinold, Schwabmünchen
Satz: H. Mühlberger, Gersthofen
Gesetzt aus: 10/12 Punkt Aldus-Antiqua
Druck und Binden: Mohndruck, Gütersloh
Printed in Germany
ISBN 3-7766-1640-7

Das ist schön bei uns Deutschen:
Keiner ist so verrückt,
daß er nicht einen noch Verrückteren fände,
der ihn versteht.

HEINRICH HEINE

1

Leise rieselte der Schnee ...
Es war wirklich zu schön, um wahr zu sein: Pünktlich zum ersten Advent ging's tatsächlich los mit der weißen Pracht. Das weiche, wattige Treiben von Abermillionen Flocken erhellte die einbrechende Dunkelheit. Und wie jedes Jahr beim ersten Schnee war man wieder vollkommen fasziniert von diesem schwerelosen, nicht zu greifenden und dennoch alles überdeckenden Stoff, aus dem nicht nur Kinderträume sind.
Aus allen Himmelsrichtungen strömten die Schaulustigen an diesem ersten verkaufsoffenen Samstag zum Abschluß ihres Weihnachtsbummels auf dem Marienplatz zusammen, zur Eröffnung des Christkindlmarktes.
Balsamische Düfte von Glühwein und gebrannten Mandeln in der Nase, richteten sie die Augen zum Rathausbalkon, wo der Oberbürgermeister soeben sein wärmstes Timbre übers Mikrofon verströmte. »Ab heute«, rief er, »macht die Münchener Fußgängerzone ihrem Namen als gute Stube unserer Stadt wieder einmal besondere Ehre!« Und er begrüßte nicht nur die Münchner und die Japaner und die Amerikaner, sondern »mit ganz besonderer Freude auch die Bürger der DDR«, die in langen, nicht ganz so balsamisch duftenden Trabi-Kolonnen von Dresden, Plauen, Halle und Magdeburg ›rübergemacht‹ hatten, um ihr Begrüßungsgeld abzuholen und zu staunen.

Und endlich übergab der Bürgermeister aus Hauzenberg, einem idyllischen Kaff im Bayerischen Wald, die dreißig Meter hohe, von seiner Stadtgemeinde gestiftete Fichte vor dem Rathaus den Münchnern, indem er die gut dreitausend elektrischen Kerzen einschaltete. Und während sich die dichtgedrängten Menschenmassen in einer andächtigen Orgie der Vokale »A« und »O« ergingen, intonierte die Bergknappen-Kapelle der Gemeinde Hauzenberg die schöne altdeutsche Weise »Süßer die Glocken nie klingen als zu der Weihnachtszeit...«

Gottfried Lauer lehnte sich behaglich im Sessel zurück und griff nach seiner goldenen Schnupftabakdose.
Der Direktor des Kaufhauses HORTIE am Hauptbahnhof war außerordentlich zufrieden. Noch nie hatten die Kassen so geklingelt wie heute. Man hatte den mit Abstand umsatzstärksten Tag des Jahres registriert, deutlich besser als im Vorjahr. Besonders gefragt waren natürlich, der Witterung entsprechend, Pelzjacken, Schals, Mützen und Handschuhe gewesen. Aber auch hochwertige Artikel wie Videorecorder, CD-Player, Computer, Fernseher und Schmuck waren weggegangen wie die sprichwörtlichen ›warmen Semmeln‹. Und sogar ein Meißener Service – so teuer wie eine Luxuslimousine – war heute nachmittag verkauft worden.
Die genauen Bilanzen erwartete Gottfried Lauer erst in circa einer halben Stunde, aber es war bereits jetzt abzusehen, daß er in seinem Statement für die Lokalpresse eine zweistellige Zuwachsrate vermelden dürfte. Später in der Tagesschau würden sie dann bestimmt von einem Superstart ins Weihnachtsgeschäft berichten und die üblichen Bilder bringen, bei denen Lauer immer wieder warm ums

Herz wurde: überfüllte U-Bahnen, randvolle Parkhäuser und verstopfte Innenstädte.
Der Herr von HORTIE strich sich zärtlich über die reine Seide seiner dunkelblauen Valentino-Krawatte und machte sich über seine Presseerklärung. Er überlegte, welche Art Puderzucker er darüberstreuen könnte.
»Es ist allerdings festzuhalten«, fiel ihm schließlich ein, »daß der König Kunde immer selbstbewußter auftritt. Er sucht Qualität zu vernünftigen Preisen und weiß beides sehr wohl abzuwägen.« Es werde in diesem Jahr auffallend preissensibel gekauft. Preissensibel! – Ja, das ist gut. Fein formuliert, klopfte sich Gottfried Lauer auf die Schulter.
Auf seinem Schreibtisch surrte die Gegensprechanlage.
»Entschuldigen Sie, Herr Direktor, Herr Stallmann aus Ingolstadt möchte Sie sprechen.«
»Danke.« Er übernahm das Gespräch. »Hallo Stallmann!«
»Hallo, Herr Lauer!«
»Traumtag heute, was? Viel Schnee, viel Kohle. Wieviel habt ihr denn heute im Sack? Soll ich mal raten?«
»Das raten Sie nicht«, erwiderte der Chef des Hauses HORTIE in Ingolstadt.
Der Tonfall ließ Gottfried Lauer aufhorchen. »Na?«
»Der Weihnachtsmann war da«, kam es aus der Membrane. »Unsere Kasse ist leer.«
Lauer wurde blaß. »Was soll das heißen?«
»Ausgeraubt«, teilte Stallmann am anderen Ende der Leitung mit. »Ein Mann im Nikolauskostüm, stellen Sie sich vor! Spurlos verschwunden mit 78000 Mark. Wie gestern in Altötting...«
»Das darf doch wohl nicht wahr sein!«
Gottfried Lauer knallte die Schnupftabakdose auf den Schreibtisch. »Das gibt's doch gar nicht!«

»Leider . . .«
»Aber wie ist denn so was möglich?!« schrie Lauer in die Muschel. »Leben wir denn hier in einer Bananenrepublik oder was? Ist den Menschen denn hier überhaupt nichts mehr heilig oder wie?«
»Tut mir leid.« Die Stimme aus Ingolstadt klang sehr kleinlaut. »Ich wollte Ihnen jedenfalls gleich Bescheid geben. Es könnte ja sein, daß in München –«
»Keine Sorge«, unterbrach ihn der Direktor scharf. »Wir leben hier nicht hinter dem Mond. Bei uns hätte so ein Strolch keine Chance.«
»Ich dachte nur –«
»Ich danke Ihnen für diese frohe Botschaft! Wünsche einen angenehmen Feierabend.«
Gottfried Lauer hängte den Hörer ein und starrte grimmig auf sein preissensibles Presse-Statement.
Durch die abgepolsterte Tür drang ganz leise der silberhelle Chor der Wiener Sängerknaben: »Morgen kommt der Weihnachtsmann . . .«

Kriminalhauptmeister Maiwald sah mit melancholischem Blick aus dem Fenster des Raubkommissariats über die Dächer der Landeshauptstadt. Erstaunlich, wie der Schnee die Silhouette Münchens veränderte. Seit drei Tagen schneite es nun schon fast ununterbrochen. Die hysterischen Boulevardzeitungen sprachen bereits von einem »Schneechaos«, diese Mistblätter . . .
Maiwald zuckte nervös mit dem Lid seines linken Auges, das ihm schon mindestens achtzehn Gerstenkörner beschert hatte, und ließ den Blick über das Karlstor und das Telegrafenamt zum Hauptbahnhof wandern. Im Puderzukker der Natur sah das Gleiswerk von hier oben genauso aus

wie die Spielzeugeisenbahn, die er sich als Kind so sehr gewünscht, aber natürlich nie bekommen hatte. Er hatte eben noch nie Glück gehabt in seinem Leben ...

Herr Maiwald fühlte sich außerordentlich deprimiert. Irgendwas piekste im Rücken seines grauen Konfektionsanzugs. Irgendeine blöde Faser, die sich immer dann selbständig machte, wenn es ihrem Herrn sowieso schon unbehaglich war in seiner Haut. Es fing schon heute nacht an, als er auf SAT 1 miterleben mußte, wie sein sportlicher Liebling, die argentinische Tennis-Amazone Gabriela Sabatini, beim Masters-Turnier in New York wieder mal gegen Steffi Graf den kürzeren zog: in drei Sätzen 3 : 6, 7 : 5, 1 : 6. Dann war ihm beim Frühstück der Vanillepudding vom Teller in die Mülltüte gesprungen, und auf dem Weg zum Präsidium hatte sein Scheibenwischer im Schneegestöber das Zeitliche gesegnet.

Aber den Rest hatten ihm – kaum daß er an seinem Platz saß – die Ausschnittmappen gegeben, mit denen sein Schreibtisch bedeckt war. Mit einem Tag Kulturverspätung beschäftigten sich die Polizeireporter mit dem Kaufhausraub in Ingolstadt.

»ROTE BÄCKCHEN – VOLLES SÄCKCHEN.«

Schon bei dieser Überschrift hatte Maiwald die Angst im Hinterkopf gespürt, die bei ihm immer der Vorgeschmack auf den Schmerz in der Magengrube war. Und nach der Lektüre hatte sein Gesicht denselben Grauton seines Zweireihers angenommen, von dem der Kollege Schermbach behauptete, daß die Jahreszahl noch erfunden werden müßte, in der dieser Anzug mal modern gewesen war.

Ach, das kam ihm alles so verdammt bekannt vor – diese niederträchtige, höhnische Art der Berichterstattung! Vor

allem aber die Gerissenheit dieses Ganoven, diese Kaltschnäuzigkeit, diese Chuzpe!
Kriminalhauptmeister Maiwald zweifelte nicht daran, daß es sich bei diesem »Weihnachtsmann von HORTIE« um niemand anderen handelte als um jenen Menschen, der ihm vor nunmehr zwanzig Jahren das Genick gebrochen hatte, ihn um seine besten Jahre betrogen, um seine Karriere, um seine Zukunft . . .
Jetzt hatte Maiwald seine Zukunft hinter sich. Nächsten August würde er sechzig und pensioniert werden. Endlich. Und so würde er sein Leben genauso ereignislos beenden, wie er es gelebt hatte. Eine kleine, miese, verpfuschte Existenz.
Er starrte bitter hinaus in das Schneetreiben, das der ganzen Stadt eine unwirkliche Maske aufzusetzen schien. Nur an der temperierten Scheibe schmolzen die Flocken. Und unten am Straßenrand erinnerten die wimmernden Reifen der Autos an die Realität eines geschäftigen Wintertages. Aufjaulend, ebenso rasend wie sinnlos, bemühten sie sich, aus den Schneewehen freizukommen.
Er schloß das Fenster. Jede Art von Realität machte ihm Angst. Er war mit der Realität seines Lebens schon genug gestraft. Das einzig Besondere an seinem Leben war die Tatsache, daß er es in dreiundvierzig Dienstjahren bei der Polizei tatsächlich geschafft hatte, nicht zum Kommissar ernannt zu werden. Das machte ihm so schnell keiner nach. Er war als einfacher Kriminalhauptmeister versauert. Als Kriminalhauptmeister ohne Zulage, versteht sich. Auch diesen speziellen Grad des Mißerfolgs hatte die Beamtenhierarchie bei der Polizei zu bieten. Die »Zulage«, eine automatisch vorgesehene Gehaltsanhebung von 250 DM, hatte Maiwald wegen eines »Afrikanischen« verspielt –

wie er selbst jenen Zustand bezeichnete, wenn bei ihm ein moralisches Tief in einen rumpelstilzartigen Jähzornkoller überging. Ins Amtsdeutsche übersetzt hieß das: Beleidigung eines Vorgesetzten.
Aber bald war er alle seine Vorgesetzten los.
Dann war endlich Schluß mit dem Dienstfrust. Dann konnte er seinen tristen Lebensabend ungestört der Hypochondrie widmen.
Jedes Vierteljahr ging Eugen Maiwald zum Arzt – und jedes Jahr zu einem anderen. Weil sie alle ihm immer wieder nichts anderes als das bestätigten, was er partout nicht hören wollte: daß er gesund war. Vollkommen gesund – wenn man von einem leichten, unbedeutenden Leberleiden absah, das er lediglich dem unvernünftigen Konsum von Medikamenten und einer noch unvernünftigeren Art der Ernährung verdankte. Der gute Maiwald war nämlich, um es einmal charmant auszudrücken, ein unheimlicher Naschkater.
Er fraß Unmengen von Süßigkeiten in sich hinein. Süßigkeiten in jeder Form, in jeder Art. Alles, was bunt und ungesund war. Das war die einzige Leidenschaft, die ihn in den Klauen hielt. Aus weltlichen Gütern machte er sich überhaupt nichts. Geld interessierte ihn ebensowenig wie Frauen oder Reisen. Aber Desserts und heiße Schokolade – darauf konnte er keinen Tag, den Gott werden ließ, verzichten. Und der einzige Lichtblick seiner deprimierenden Tage in der Ettstraße, hier in diesem verhaßten Polizeipräsidium, das waren seine Mittagspausen, die er regelmäßig in der »Conditorei Café Kreutzkamm« verbrachte. Tag für Tag verspeiste er hier zwei bis drei Stück Torte, die größten, cremigsten, giftig-buntesten, die die Vitrine zu bieten hatte. Jetzt, in der Vorweihnachtszeit, war Maiwald ganz

scharf auf die Spezialität des Hauses, den weltberühmten Dresdner Christstollen, den die bis Kriegsende in Dresden ansässigen Kreutzkamms auf unvergleichliche Weise zu backen wußten.

Heute aber hatte er ihn nicht so richtig genießen können. Zu schwer lag ihm der »Weihnachtsmann von HORTIE« im Magen – die Erinnerungen an die größte Chance und gleichzeitig die entscheidendste Pleite seiner kriminalistischen Laufbahn. Er konnte sie nie vergessen, aber er hatte geglaubt, sie mittlerweile verdrängt zu haben. Es war immerhin schon fast zwanzig Jahre her. Andererseits: Was gingen ihn eigentlich Vorfälle in Ingolstadt an oder gar in Altötting! Sollten die in der Provinz sich doch allein damit 'rumärgern und sich blamieren! War doch nicht sein Bier.

Er durfte sich nur nicht anmerken lassen, daß ihn dieser Fall in irgendeiner Weise berührte. Außer Herrn Dr. Gaisreiter, dem Dezernatsleiter, hatten seine Kollegen ja keine Ahnung, was für leidvolle Erfahrung ihn, Maiwald, mit dem Weihnachtsmann verband.

Also was soll's, dachte er. Vergiß es! Der Christstollen von Kreutzkamm konnte jedenfalls nichts dafür. Vielleicht sollte ich nach Dienstschluß noch einmal auf ein Stückchen vorbeischauen . . .

Er versuchte, sich gedanklich ganz auf den Christstollen zu konzentrieren. Wenn er an Zuckerbäckereien dachte, bekam sein Gesicht einen unglaublich idiotischen Ausdruck. Die tiefliegenden Knopfaugen verschwanden dann total hinter seiner hervorstechenden Geiernase, und seine Lippen vibrierten leise vor sich hin. Alles um ihn herum verschwamm wie in einem venezianischen Nebel. Der ganze Mief des Kommissariats K 211.

Die Gesichter der Kollegen. Die Geräusche. Die Kaffeemaschine. Die Ausschnittmappen. Die Uhr über seinem Schreibtisch.
Sie zeigte auf 14 Uhr 17.

14 Uhr 42.
Thomas Gottschalk unterbrach seine B3-Radioshow für einen wichtigen Hinweis der Polizei, den ihm Elke, seine Sekretärin, zusammen mit zwei Schokoriegeln auf den Tisch legte.
»Just a moment«, sagte Thommy mit einem entschuldigenden Achselzucken zu Tina Turner, die er gerade bei sich im Studio hatte. Auf dem Plattenteller drehte sich ihr neuester Hit »The best«.
Behutsam blendete Gottschalk die Musik aus, wartete die Signaltöne der Verkehrsredation ab und machte sich über den Text.
»Wie uns soeben gemeldet wird«, las er, »hat der Weihnachtsmann von HORTIE wieder zugeschlagen! Der Mann, der vor vier Tagen das Kaufhaus HORTIE in Altötting um 42 000 DM und am Samstag HORTIE in Ingolstadt um 78 000 DM erleichterte, hat soeben die HORTIE-Filiale am Hauptbahnhof völlig unbehelligt mit circa 93 000 DM in seinem Sack verlassen. Also Freunde«, improvisierte Thommy jetzt weiter, »gesucht wird ein Weihnachtsmann. Mittelgroß – Augenfarbe unbekannt. Veränderliche Kennzeichen: Roter Mantel – weißer Bart. Wer hat ihn gesehen? Sachdienliche Hinweise nimmt jede Polizeidienststelle entgegen.«
Und er fügte hinzu: »Kleiner Tip noch von mir: Sollten Sie, liebe Hörer, sich für Ihre Weihnachtsfeier so einen Typ bestellt haben, dann passen Sie auf, daß der Junge auch

auspackt – und nicht nur einpackt. Sonst haben Sie die Bescherung.«

Dann gab er wieder das enervierende Signal zur Entwarnung, knüllte das Papier zusammen und schnippste es in hohem Bogen in den Abfall.

»I'm sorry«, wandte er sich wieder an seinen heutigen Stargast. »You're simply the best, Tina – aber der Mann, den sie hier suchen, der scheint auch nicht gerade von schlechten Eltern zu sein ...«

Kleider machen Kläuse!!!
Wer den lieben Mitmenschen als Nikolaus eine Freude machen und sich selbst dabei ein paar schöne Mark verdienen möchte – kein Problem: Rent – a – Klaus!
Rufen Sie uns an ...

Wie blanker Hohn prangte das Nikolaus-Plakat vom Arbeitsamt im Zentrum der Litfaßsäule am Bahnhofsplatz.

Felix Bollmann, der »Weihnachtsmann von HORTIE«, hetzte in so elastischem Zickzack daran vorbei, als sei er soeben diesem Plakat entsprungen. Aber außer ein paar sehr kleinen Kindern schien sich kaum jemand im dichten Gewühl des nachmittäglichen Einkaufsrummels mehr um ihn zu kümmern als ihm lieb war.

Rote Roben, heilige Hüte und weiße Wattebärte hatten heute, am Nikolaustag, natürlich Hochkonjunktur. Nicht nur das Arbeitsamt, auch der Studentenschnelldienst und die Kostümverleihe hatten bei diesem Wetter einen echten Boom zu verzeichnen, der Bollmann sehr ins Konzept paßte. Seine Rechnung war aufgegangen. Und auch für die Beute in seinem Sack hatte er ein ganz gutes Gefühl. Profi, der er war, schätzte er sein flüchtiges Einsacken auf etwa siebzig bis hundert Riesen. Zusammen mit den Erlösen von Altöt-

ting und Ingolstadt könnten das mal wieder fünf gute, sorglose Jährchen in vitaminreicher Gegend bedeuten. Jetzt nur schnell weg von hier und ab in die U-Bahn! Sein ausgepichter Coup hatte sich abermals als ebenso simpel wie provozierend erwiesen. Nur Nerven hatte es gekostet. Und Zeit. Und die mußte er jetzt wieder gutmachen.
Er hetzte durch das Schneetreiben, das ihn beinahe blind machte. Der Schnee gefror in dem weißen Walroßschnurrbart seiner Weihnachtsmannmaske zu kleinen Eispartikelchen. In zwanzig Metern Entfernung sah er den rettenden Schacht mit dem königsblauen großen »U«. Er wußte, daß um diese Zeit der Mittlere Ring und alle Ausfallstraßen hoffnungslos verstopft waren und sämtliche durch die Gegend schwirrenden Leih-Kläuse ihre Aufträge nur noch mit dem Münchener Verkehrs-Verbund erledigen würden. Mit einem gültigen Fahrausweis wäre er also in der U 4 oder U 5 vermutlich so sicher wie in Abrahams Schoß.
Er war schon kurz vor der Rolltreppe, als er hinter sich das durchdringende Martinshorn einer Polizeistreife vernahm – ein Geräusch, an das er sich zwar im Lauf der Jahre gewöhnt hatte, dem er aber außer einem Höchstmaß an mentaler Konzentration kein gutes Gefühl abgewinnen konnte. Und einem spontanen Impuls seines Selbsterhaltungstriebes folgend, schlug er im letzten Moment noch einen Haken um den verlockenden Untergrund und bog statt dessen in die Schützenstraße ein.
Als er aber auf der gegenüberliegenden Seite zwei Polizisten im Laufschritt bemerkte, verspürte er eine gewisse Mulmigkeit in der Magengegend. Die Mulmigkeit verstärkte sich zu einem massiven Blubbern, als er nun auch auf seiner Seite oben vom Stachus zwei Uniformierte auf sich zukommen sah. Und das Blubbern wuchs sich im

nächsten Moment noch zu einem akuten Herzflimmern aus, als er hinterrücks eine äußerst unangenehme, heisere Stimme hörte, die mehrmals die Worte »Haltet ihn! Haltet ihn!« in den ansonsten so friedlich verschneiten Dezembernachmittag hinausschrie.
Diese Schreie ließen dem Weihnachtsmann von HORTIE nun wirklich keine große Wahl mehr. Wie ein Zierfisch im Aquarium beschrieb er stante pede eine urplötzliche Bewegung in lupenreinem rechtem Winkel und verschwand mit diesem Seitensprung aus dem Pulk der Passanten im Eingang eines Ärztehauses.
Er machte einen eleganten Bogen um den Fahrstuhl herum, auf den offensichtlich gerade der Paketpostbote wartete, nahm in drei Sätzen die Stufen zum ersten Stock und gestattete sich von dort aus einen raschen Überblick aus dem Fenster. Von hier aus sah man nur Schirme und die immer dichter fallenden Schneeflocken. Jetzt tauchten die Uniformierten vom Stachus auf – näherten sich dem Hauseingang – und tauchten wieder unter! Von dem heiseren Schreihals war zum Glück auch nichts mehr zu hören. Dafür nervten aber nach wie vor die Martinshörner.
»Grüß Gott, Herr Weihnachtsmann!«
Bollmann fuhr herum – und sah in das nette, offene Geschau einer drallen Matrone, die gerade aus der Praxis einer Kieferorthopädin kam und ihm freundlich zulächelte. Bollmann lächelte blaß zurück, nuschelte was in seinen Bart und stieg höher – vorbei an einem Fußpfleger, zwei Radiologen und einem Facharzt für Hals, Nasen und Ohren – bis er sich in der vierten Etage zu einem Stop gezwungen sah. Denn von oben näherte sich eine ganze Gruppe potentieller Zeugen – und unter sich hörte er nun das elektronische Gesumme des Fahrstuhls, der gleich dar-

auf dicht neben ihm zum Stehen kam – mit einem dumpfen, trockenen Ruck, so als ob er sich übergeben wollte. Und in dem Fahrstuhl wahrscheinlich der Paketpostbote. Und wer noch?
Bollmann drehte sich schnell weg – und zu seiner Überraschung sah er direkt hinter sich eine einladend geöffnete Tür. Ohne zu zögern, flutschte er hindurch. Dabei streifte sein Schatten das blitzblank geputzte Messingschild mit der Aufschrift:
PSYCHOTHERAPEUTISCHE PRAXIS
PROFESSOR DR. E. E. OTTO

Ernst Eberhard Otto blinzelte in die kalifornische Sonne und ließ den Herrgott einen guten Mann sein. Die Füße im Wasser, die Lände am Longdrink, freute er sich über seine geglückte Flucht in die Neue Welt wie ein Kind, das die Schule schwänzt.
Aber er schwänzte mit einer hochkarätigen Entschuldigung: Immerhin war er zum diesjährigen Psychologen-Kongreß in San Francisco als Gastreferent eingeladen. Er würde über sein Lieblingsthema »Objektive Realitäten« dozieren – »Erkennendes Handeln und Störungen des subjektiv intendierten Realitätsbezuges«. Vor allem aber würde er den Aufenthalt in der Traumvilla seines Freundes Klaus von Reppert genießen.
Die beiden hatten gemeinsam in Heidelberg und in Pennsylvania studiert. Klaus war in den Staaten geblieben und hatte hier eine brillante Karriere gemacht, war Professor für Klinische Psychologie an der Washington University Oakland geworden und nebenher ein berühmter Fachliterat. Mit seinen Veröffentlichungen, in denen er immer wieder kritische Überblicke über die angebotenen Thera-

pieformen und ihre soziale Bedeutung gab, hatte er in den USA und überall im westlichen Ausland Furore gemacht und sich damit eines der schönsten Anwesen von San Francisco verdient, in dem sein Gast aus Germany nun wahre Bauklötze staunte.

Der weiß lodernde Wolkenwall über der Stadt, die gleißende Bucht, der Brandungslärm von der Küste, Levkojen und Oleander im hauseigenen Park – Ernst Eberhard Otto kam sich wirklich vor wie im Garten Eden. Auch der Campus, das Gelände der Universität, erschien ihm – im Gegensatz zu den drögen deutschen Bildungsschuppen – wie ein blühendes Gemeinwesen akademischer Jugend. Optimistisch, sportlich, zukunftsvoll. Und irgendwie so gesund. Und das war es wohl, was den Mann aus München hier am allermeisten faszinierte. Nicht, daß er unzufrieden oder gar unglücklich war mit dem, was er sich geschaffen hatte. Seine Lehraufträge an der Ludwig-Maximilians-Uni brachten ihm wirklich Befriedigung, und seine Praxis in der Schützenstraße gehörte zu den frequentiertesten der Stadt. Aber manchmal hatte Professor Otto einfach alles satt – die ganzen Psycho-Dramen um sich herum. All die Neurosen und Psychosen unserer kranken Zeit. Die Phobien, die Schizophrenien und die Depressionen, mit denen er täglich konfrontiert wurde und gegen die er kämpfte, so gut er konnte. Aber in immer kürzer werdenden Abständen empfand er wie eine Art Fernweh die Sehnsucht nach persönlicher Distanz. Und deshalb fühlte er sich heute so wohl. Für zwei Wochen hatte er dem ganzen Psycho-Streß Ade gesagt – und dann kam erst mal Weihnachten, und dann kam ein neues Jahr und hoffentlich neue Kraft. Und was jetzt diese zwei Wochen betraf, so hatte er das Gefühl, sein Haus gut bestellt zu haben: Doktor de Witt, der ihn vertreten sollte, würde ihn bestimmt nicht enttäuschen. Otto hielt große Stücke auf diesen angenehmen jungen Mann, dessen Doktorvater er war. Er mochte ihn, glaubte an ihn und protegierte ihn aus Sympathie und Überzeugung. Und er war sicher, daß Doktor de Witt auch die Feuerprobe einer Praxisvertretung mit dem ihm eigenen Feingefühl bewältigen würde.

Relaxed plätscherte der Professor in dem azurblauen Wasser des Swimming-Pools und schickte ein gedankliches Toi, toi, toi über den Großen Teich. Er fragte sich, ob de Witt wohl schon seinen Job angetreten hatte. Er sah auf seine Armbanduhr, berechnete den Zeitunterschied und, um sein Gewissen zu beruhigen, beschloß er, mal kurz zu Hause anzurufen. Er kraulte zu der aufblasbaren Plastikinsel, auf der das Telefon schwamm, und wählte die Nummer.

»Psychotherapeutische Praxis Professor Otto! Engel.«

Die Stimme seiner Sprechstundenhilfe klang so nahe, als hätte sie sich hinter der nächsten Palme versteckt.

»Ja, ich bin's, Otto.«

»Herr Professor – Sie?!«

Fräulein Engel war sehr überrascht.

Auch ohne Fernsehtelefon sah Otto den Silberlack auf den Lippen ihres entzückenden Mündchens. »Wie geht's, Engelchen? Ist er schon da?«

»Nein, Herr Professor. Doktor de Witt ist noch nicht da. Aber ich bin schon sehr gespannt auf ihn.«

»Na, na, na«, schäkerte der Chef. »Kein Techtelmechtel mit meiner Vertretung!«

»Aber Herr Professor – Sie kennen mich doch!«

»Eben . . .«

»Sie hören sich ja an, als wären Sie noch in Deutschland.

»Wie ist denn das Wetter bei Ihnen?«

»Heiß.«
Über die Robinson-Palme auf seinem Plastik-Eiland schickte der Urlauber einen verträumten Blick in das unendliche Blau des Himmels, an dem sich jetzt nur ein ganz kleines Wölkchen zeigte, nicht größer als ein Sonnenschirm. California blue.
»Na ja«, forcierte er das Gespräch. »Nun notieren Sie sich mal meine Nummer – falls irgend was sein sollte. Also: 00 14 15-8 83 12 34.«
Fräulein Engel wiederholte die Nummer und schrieb sie auf.
»Okay – dann macht's mal gut. Und seien Sie ganz beruhigt: Doktor de Witt ist ein verläßlicher Mann – auch wenn er Ihnen vielleicht etwas merkwürdig vorkommen wird. Er arbeitet sicher mit sehr unkonventionellen Methoden.«
So wie Otto der Ganzheitsmedizin von gewissen promovierten Heilpraktikern vertraute, erhoffte er sich auch von Doktor de Witt gute Erfolge durch die Seriösität seiner Kenntnisse und die Innovation seiner Methoden.
»Ich bin auf alles gefaßt, Herr Professor«, versprach Fräulein Engel. Sie wissen ja – mich kann so schnell nichts erschüttern.«
»Also dann, fröhliche Weihnachten, Engelchen!«

Durch die einladend geöffnete Tür erschien der Weihnachtsmann. Roter Mantel. Kapuze. Weißer Bart. Sack auf dem Rücken – der Weihnachtsmann von HORTIE.
Felix Bollmann blickte noch einmal zurück ins Treppenhaus, peilte die Lage und trat ein. Er sah sich um und stellte fest, daß er tatsächlich allein war. Allein in einer großen Praxis.
An den holzgetäfelten Wänden prangten prachtvolle Jugendstil-Ornamente. Wunderschöne alte Lampen tauchten

den Empfangsraum in weiches, indirektes Licht. Eine weiße Ledergarnitur war lässig um einen sehr chic gestylten Rauchtisch aus Acryl drapiert. Aus Acryl auch das schlanke Stehpult daneben. Drei Türen führten in angrenzende Räume, die ebenso verwaist waren wie das Wartezimmer. Teeküche, ein Privatraum, Toilette.

Bollmann überzeugte sich, daß auch da niemand war. Durch die offene Schiebetür schlich er ins Sprechzimmer – nichts und niemand zu sehen.

Jetzt zögerte er nicht mehr. Er stellt den Sack auf dem Rauchtisch ab, zog den Mantel aus und wendete ihn, so daß nach außen hin nun ein ganz normales Schottenmuster sichtbar wurde, zu dem der Weihnachtsmann von HORTIE im selben Design auch die Hose trug.

Im nächsten Moment riß er sich den Bart vom Kinn und steckte ihn in die Manteltasche. Er sah sich wieder um – dann nahm er aus dem Leinensack eine abgewetzte, altmodische Tasche mit Lederbügel, so wie man sie früher bei alten Hausärzten sah.

Blitzschnell, mit der Geschicklichkeit eines Croupiers, packte Bollmann seine Beute um. Er konnte es kaum fassen, aber kein Mensch störte ihn dabei.

Die Praxis, wunderschön und hellbeleuchtet, war leer. Niemand zu sehen – außer Sigmund Freud. Der weißbärtige Vater der Psychoanalyse blickte stumm aus seinem goldlasierten Bilderrahmen über der Tür und zuckte mit keiner Wimper. Er hatte in seinem Leben noch ganz anderen Typen in die Augen gesehen.

Die letzten Tausender verschwanden in der Lederbügeltasche, und noch immer nichts zu hören.

Bollmann war sich ganz sicher: Das konnte nur das Glück des Tüchtigen sein.

Er verstaute auch noch den Leinensack in der Tasche und atmete tief durch. Einen Moment lang empfand er seinem Schicksal gegenüber eine tiefe Dankbarkeit. Und Auge in Auge mit Väterchen Freud, schwor er sich jetzt, daß dies seine letzte Nikolaus-Tour gewesen sein sollte – vorausgesetzt, daß er tatsächlich noch mal unbehelligt davonkam. Einen Mißerfolg würde er natürlich nicht auf sich sitzen lassen. Achtung hatte er schließlich nur vor Champions, die ungeschlagen ihren Rücktritt erklären. Und Selbstachtung gehörte schon immer zu den Luxusartikeln, ohne die Felix Bollmann nun mal nicht leben konnte. Selbstachtung, Freiheit und Unabhängigkeit.
Auch wenn sein Leben bisher sehr unregelmäßig und unkonventionell verlaufen war, seine Devise war sehr klar und einfach auf jede Lebenssituation anzuwenden: Es gibt immer zwei Möglichkeiten. Entweder man schraubt seine Ansprüche runter oder seine Leistung rauf.
Und er war gewillt, sich noch möglichst lange ans Leistungsprinzip zu halten – der gute alte Bollmann, den seine Freunde »Bolli« nannten. Und seine Feinde »den Weihnachtsmann von HORTIE«.

Er machte sich wieder auf den Weg. Aber kurz vor dem Türrahmen fuhr er herum. Von draußen hörte er Schritte, die sich ganz deutlich auf die Praxis zu bewegten.
Na ja, es wäre ja auch wirklich zu schön gewesen.
Bolli schlich auf leisen Sohlen zurück, Richtung Sprechzimmer. Aber es war schon zu spät, man hatte ihn entdeckt.
»Da sind Sie ja!«
Er blieb wie angewurzelt stehen und befand sich voll im Visier einer jungen Dame in Weiß, die sich ihm triumphierend in den Weg stellte.

»Ja«, stotterte er. »Da bin ich ja . . .«
Das Mädchen streckte ihm die Hand entgegen und strahlte ihn an: »Ich bin Fräulein Engel.«
Sie war eine besonders blonde Blondine, die sich in ihrer besonders weiblichen Haut besonders wohl zu fühlen schien. Als sie das Gefühl hatte, daß der Mann, der ihr still und starr gegenüberstand, sie ausreichend begutachtet hatte, kam sie sanft zur Sache. »Ich hatte Sie eigentlich etwas früher erwartet.«
»Wie bitte?«
Aber Fräulein Engel strahlte ihn unverdrossen an.
»Nun ja«, strahlte er verknautscht zurück. »Sie wissen ja, wie das so ist.«
»Ich weiß«, nickte der blonde Engel und lächelte weiter.
»Ja, ja, ich . . . ich war nur noch schnell was besorgen.«
»Hauptsache, Sie haben es bekommen!«
»Ja, ja.« Bolli warf einen verlegenen Seitenblick auf seine Tasche.
»Haben Sie sich schon umgesehen?«
Fräulein Engel legte die Nachmittagspost, die sie heraufgeholt hatte, beiseite und wies stolz auf das vornehme Interieur.
»Gefällt es Ihnen bei uns?«
»Wie bitte? – Doch, ja. Nett hier. Es hat was . . .«, stotterte Bollmann. »Ein ganz beruhigendes Plätzchen so für'n Moment. Ich meine, man kann zumindest mal Luft holen. »Er tat es.
»Das soll es auch sein! Eine behagliche Oase, wo unsere Patienten ihre Ängste guten Gewissens an der Garderobe abgeben können.« Fräulein Engel war so stolz darüber, als wäre allein sie für die Einrichtung der Praxis verantwortlich. »Sozusagen ein sicheres Versteck!«

»Sehr angenehm«, schluckte Bolli. Genau das wäre es um ein Haar gewesen. Nun ja, um sich nicht noch verdächtiger zu machen als er sowieso schon war, tat er, wie ihm geheißen. Er zog seinen Mantel aus und hängte ihn an die Garderobe.
»Aber nicht doch!« wies ihn das Fräulein zurecht. »Das ist doch die Garderobe für unsere Patienten.«
»Pardon?«
»Darf ich?« – Sie nahm ihm Mantel und Tasche ab, um beides nach hinten in ihren Privatraum zu bringen.
»Halt!« rief der Weihnachtsmann von HORTIE. »Meine Tasche!«
Fräulein Engel blieb stehen und sah ihn verwundert an.
»Brauchen Sie die noch?«
»Und ob!« entfuhr es ihm, ein wenig zu laut. »Ich meine... das ist meine Lieblingstasche, verstehen Sie. Die gebe ich an sich ungern aus der Hand.«
»Ich verstehe.« Sie gab sie ihm zurück und brachte den Mantel nach hinten.
Im nächsten Moment klingelte es an der Tür.
Bolli stutzte. »Soll ich aufmachen?«
Aufmachen und verduften.
Gut, die Kleine würde ihn jetzt natürlich genauestens beschreiben können, wenn sie den Mantel identifizierten. Aber noch bevor er sich schlüssig war, hatte Fräulein Engel die Hausanlage betätigt, und in der Tür stand Claudia Carrera. – »Prinzessin Kaschmir«, wie man sie allgemein in der Branche nannte, seit sie vor sechs Jahren mit dem gleichnamigen Roman ihren ersten Hit gelandet hatte. Seitdem wurde sie von ihrem Verlag als »Die weibliche Antwort auf Harold Robbins« gehandelt. Als »die Frau, die den Leser im Labyrinth der Erotik wie Fifi nach dem Knochen hecheln läßt«.

Glaubte man den Home-Stories der Regenbogenpresse, dann residierte »Prinzessin Kaschmir« wie eine Königin in ihrem Landhaus am Starnberger See. »Wenn es stimmt«, meinte kürzlich ein bekannter Gesellschaftsjournalist, »daß ein Garten die Wünsche einer Frau verrät, dann wünscht sich Claudia Carrera eine Welt in zartem Licht, wo die Büsche Kaschmir tragen«.
Leisten könnte sie sich's jedenfalls. In der Bestseller-Branche der belletristischen Erotik war sie wirklich die absolute Queen. Keiner ihrer Konkurrenten auf dem gesamten Kontinent bot – jedes Jahr pünktlich zur Frankfurter Buchmesse – auf mindestens sechshundert Seiten soviel Prickelsex wie sie.
»Hallo«, sagte sie, mit einer tiefdunklen, aber auffallend sensibel klingenden Stimme. Es war unmöglich, an dieser Stimme einfach vorbeizugehen.
»Hallo«, sagte Bolli.
Und schon war Fräulein Engel wieder zur Stelle. »Darf ich bekannt machen: Das ist die berühmte Schriftstellerin Claudia Carrera! Und das ist Herr Doktor de Witt!«
De was? Bolli ließ vor Schreck beinahe die Tasche fallen.
»Doktor de Witt ist die Vertretung von Professor Otto«, flötete Engelchen und half der Patientin aus ihrem sündhaft weichen Kaschmirmantel.
Seit dem Erfolg ihres Erstlingswerkes sah man die Carrera ausschließlich in zwei- bis sechsfädigen Produkten dieses Materials, das sie sich selbst einmal im Jahr vor Ort im schottischen Hochland aussuchte. Sie hatte nun mal ein Faible für schöne Stoffe, schöne Reisen, schöne Menschen und schöne Namen. Sie selbst hieß in Wirklichkeit Elsemarie Schnetze.

»Ich freue mich, Sie kennenzulernen, Herr Doktor!« lächelte sie. »Ich vertraue Ihnen vollkommen.«
»Wie schön von Ihnen.«
Bolli hatte irgendwie das Gefühl, als ob er in ein absurdes Theaterstück geraten wäre. Was trieben die hier mit ihm? – Was wurde hier gespielt?
»Ich nehme an, Herr Doktor –« Frau Carreras Stimme wurde noch um eine Nuance dunkler. »Sie wissen schon alles von mir?«
»Ja, ja«, sagte er. »Alles.«
Nur keine Panik. Keine Fehler machen. Zeit gewinnen.
»Ja dann!« Sie warf ihm einen aufmunternden Blick zu.
»Ja dann!« äußerte auch Fräulein Engel in freudiger Erwartung.
»Ja dann!« steuerte nun auch Bolli bei.
Dann mache ich mich schon mal frei«, ergriff Claudia Carrera die Initiative und ging nach nebenan ins Sprechzimmer.
»Ja bitte«, sagte Bolli generös. »Seien Sie so frei.«
Also gut, Mädels, dachte er. Wenn das so ist. Mich kriegt ihr nicht so schnell kirre. Wollen doch mal sehen, wer hier wen in die Enge treibt!
So ganz langsam machte sich bei ihm im Hinterstübchen eine vage Ahnung breit, was hier für ein Hase laufen sollte. Aber einen Fuchs wie ihn steckte man nicht ohne gewitzten Widerstand in den Sack. Vierundfünfzig Lenze hatte er jetzt auf dem Buckel. Und fast ebenso viele Berufe, in denen er sich bisher versucht hatte.
Die Situation, für die er nicht irgendwo ein As im Ärmel hatte, die mußte erst noch geschaffen werden …
»Brauchen Sie noch was?« fragte Fräulein Engel und rührte sich nicht vom Fleck.

»Nein – Sie?« Ungerührt blieb auch er stehen, wo er stand.
»Ein sehr schwieriger Fall.«
»Das kann man wohl sagen.«
»Das Bikini-Syndrom«, raunte sie ihm zu.
»Wem sagen Sie das.«
Aber es half nichts – wohl oder übel mußte er sich nun doch in die Höhle des Löwen begeben. Er gab sich einen Ruck und folgte der Patientin Carrera notgedrungen ins Sprechzimmer.
»Also dann, auf in den Kampf!«
»Einen Moment noch!«
»Was ist denn noch?«
»Entschuldigen Sie, Herr Doktor«, fiel ihr ein, »aber ich habe Ihnen ja noch gar nicht Ihren Kittel gegeben.«
»Na, das ist ja'n Ding«, grinste Bolli. »So kann man ja nicht arbeiten.«
Er ließ sich von ihr in die perfekt gebügelte Leinenmontur helfen, riskierte einen Seitenblick in den Spiegel und fand sich eigentlich ganz passabel so als Halbgott in Weiß.
»Danke, mein Engel. Und nun lassen Sie uns mal schön allein. So lange ich hier tätig bin, brauche ich absolute Ruhe. Keinerlei Störungen von draußen. Bleiben Sie in Ihrem Zimmer und gehen Sie nicht an die Tür und nicht ans Telefon. Sonst kann ich für nichts garantieren. Capito?«
»Alles klar.« Sie nickte, so ernsthaft sie konnte.
Wie hatte Professor Otto doch gesagt: »Seien Sie ganz beruhigt. Doktor de Witt ist ein verläßlicher Mann – auch wenn er Ihnen vielleicht etwas merkwürdig vorkommen wird. Er arbeitet sicher mit sehr unkonventionellen Methoden . . .«
Und völlig beruhigt zog sie sich zurück.

Der Weihnachtsmann von HORTIE nahm alle seine Konzentrationskraft zusammen und betrat die Ordination.
»Ich bin gleich so weit, Herr Doktor!« hörte er die schöne, rauchzarte Stimme der Bestseller-Autorin. Aber wo kam sie her? Von der Dame selbst war nichts zu sehen.
»Schenken Sie mir bitte noch zwei Minuten.«
Ach da! Jetzt bemerkte Bolli neben der Fensterfront einen alten, kostbar verzierten Paravent. Reiner Jugendstil.
»Lassen Sie sich ruhig Zeit, gnädige Frau.«
Er ging zum Schreibtisch, ließ sich schwer in den Sessel fallen und sah sich um.
»Ach sagen Sie, Herr Doktor – wie war doch gleich Ihr Name?«
Der Name... Wie hatte das blonde Ding vorhin gesagt? De Witt – fiel es ihm wieder ein. Im selben Moment fiel ihm was Furchtbares ein – ein schrecklicher Gedanke. Wenn er Doktor de Witt heißen sollte, weil die ihn hier aus irgendeinem Grund für irgendeinen Vertreter vom Chef hielten, dann konnte dieser Grund doch nur der sein, daß jede Sekunde der richtige Doktor de Witt hier hereinschneien mußte.
Mit den beiden Mädels würde er schon fertig werden, irgendwie würde er sich über die Runden retten, als vermeintlicher Doktor oder als was auch immer, aber einen echten Doktor konnte er dazu nicht gebrauchen. Den mußte er sofort loswerden – koste es, was es wolle. Aber meistens in seinem Leben kostete es ihn ja nur ein bißchen Phantasie. Und seine Phantasie war das einzige, worauf er sich bisher immer verlassen konnte.
Er sprang auf und rannte aus dem Sprechzimmer.
»Fräulein Engel! Fräulein Engel!«
Sie kam sofort.

»Hören Sie zu, Fräulein Engel!«
»Herr Doktor?«
Er zog sie zum Ledersofa und drückte sie sanft aufs Polster.
»Es tut mir leid – sehr leid, leider, leider.«
Während er vor sich hinbrummelte, überlegte er sich in Windeseile, wie er sich den Doktor vom Halse halten konnte.
»Was ist denn, Herr Doktor?«
»Es ist mir entsetzlich peinlich, glauben Sie mir, aber ich muß Ihnen etwas gestehen.«
»Ja?«
»Ich...« Er machte eine bedeutungsschwangere Pause.
»Ich habe einen Bruder.«
»Ach nein«, lächelte Fräulein Engel. »So was kommt in den besten Familien vor.«
»Aber nicht so was! Ich meine, nicht so ein Bruder... Denn dieser mein Bruder, ich meine Doktor de Witt, der heißt nämlich auch Doktor de Witt, na ja, das ist ja klar, is' ja auch mein Bruder.«
Je dämlicher das Zeug war, das er von sich gab, desto ernsthafter wurde die Miene, die er dazu machte.
»Jaaahhh – also...« Er nickte bedenklich mit dem Kopf und fragte sich, ob er ihr das, was er sich jetzt ausgedacht hatte, wohl zumuten könnte. Aber die schizophrene Situation, in der er sich befand, war ja nicht sehr reich an wirklich plausiblen Alternativen.
»Die Sache ist nun die«, fuhr er also fort, »dieser mein Bruder, der ist, der hat, also: der kommt gleich!, gleich nach mir... nach uns... ich meine, der kommt gleich nach unserem Großvater.«
Fräulein Engel war durch nichts zu erschüttern.
»Unter uns gesagt«, verklickerte ihr Bolli, »– der war näm-

lich ein bißchen –« Er stieß zwei kurze Pfeiftöne aus und zeigte ihr einen Vogel. »Der hatte sozusagen einen kleinen Sprung in der Schüssel. Wenn Sie verstehen, was ich meine.«

»Ich verstehe«, behauptete Fräulein Engel kühn. »Und jetzt ist er Ihr Patient.«

»Wer?«

»Na, Ihr Bruder!«

»Genau!« Bolli klopfte ihr lobend auf die Schulter. »Sie haben es erfaßt.«

»Für wann sind die Herren bestellt?«

Bolli fiel die Kinnlade runter. »Welche Herren?«

»Ihr Bruder und Ihr Großvater.«

»Aber wieso denn – mein Großvater ist doch tot«, stieß er entgeistert hervor.

»Ach so«, konstatierte Fräulein Engel. »Dann kommt er also nicht.«

»Nein, wie sollte er?!?«

Also, war die so blöd, oder tat die nur so? Oder war sie vielleicht einfach nur die personifizierte Naivität? Das wäre allerdings wunderbar!

»Nicht mein Großvater – mein Bruder wird kommen«, bereitete er sie vor, im weichen Tonfall fernöstlicher Gelassenheit.

»Der ist also nicht tot.«

»Nein, nein, im Gegenteil. Der ist sogar ein richtig netter Kerl«, unterstellte Bolli. »Der wirkt auf andere Menschen sicher ganz normal. Mein Problem ist nur, daß dieser Bursche mich laufend verfolgt. Nun gut, dagegen ist ja auch prinzipiell gar nichts einzuwenden. Ich muß ihn ja behandeln. Er soll ja wieder gesund werden und sein eigenes Leben führen, aber so weit sind wir leider noch nicht.«

»Oh Gott, das ist ja eine schreckliche Situation!«
»Wem sagen Sie das, meine Liebe. Aber was soll ich machen, ich muß dem Problem ins Auge sehen.«
Na bitte, wer sagt's denn! frohlockte Bollmann. Das läuft doch. Der kann ich doch alles erzählen.
»Also, falls er kommen sollte«, beschwor er sie eindringlich, »dann müssen Sie mich sofort rufen! Lassen Sie sich auf kein Gespräch ein! Hören Sie einfach weg, und sagen Sie am besten zu allem nur ja!«
»Ja«, versprach Fräulein Engel.
»Danke. Sie sind ein Engel!«

»Herr Doktor de Witt – ich bin fertig!«
Aus dem Sprechzimmer kam die unüberhörbar schöne Stimme der Carrera.
»Ich komme, ich komme!« rief Bolli aufgekratzt. »Bitte entschuldigen Sie mich jetzt, Fräulein Engel. Ich weiß, daß ich mich auf Sie verlassen kann.«
Eins zu null für dich, dachte er und fühlte sich mal wieder in seiner Lebensmaxime bestätigt, daß der Mensch mit seinen Aufgaben doch immer weiter wächst.
Sein Mund beschrieb einen selbstgefälligen, leicht törichten Triumphbogen. Im nächsten Moment jedoch entgleisten ihm sämtliche Gesichtszüge, denn was er jetzt sah, schien eine Aufgabe zu sein, der er sich auf Anhieb denn doch nicht gewachsen zu sein glaubte.
Können Sie sich vorstellen, wie das wäre, wenn Ihnen Cassius Clay in seinen besten Zeiten einen Aufwärtshaken verpaßt hätte? Der Atem setzt aus, man schnappt nach Luft, und der Mund bleibt einem offen stehen.
Bolli's Aufwärtshaken hieß Claudia.
Sie lag auf der Couch, in einem schockfarbenen Bikini, und

war so vollendet gebaut und so bronzefarben gebräunt, wie man das sonst nur auf den unwirklich geschönten Hochglanzfotos der Herrenmagazine zu sehen bekam.
Er rieb sich die Augen. Aber was er da sah, war keine Fata Morgana auf den Seychellen, sondern eine Patientin auf der Couch von Professor Otto.
Was für eine Welt! Was für eine Wirklichkeit! Was für eine Patientin? Was wollte die hier? Was in Dreiteufelsnamen trieb diese tolle Frau durch dieses Sauwetter her, um ausgerechnet einem Seelenklempner Bademode vorzuführen? Oder war das hier vielleicht gar keine psychotherapeutische Praxis, wie's da draußen dranstand? Wer weiß, vielleicht handelte es sich um ein Etablissement ganz anderer Natur? –
»Was ist?« Frau Carrera schlug graziös die Beine übereinander. »Wollen wir?«
Bolli atmete tief ein. »Es gibt viel zu tun«, sagte er und hatte keine blasse Ahnung, was er jetzt machen sollte.
»Packen Sie's an, Herr Doktor!«
Bolli näherte sich zögernd der Couch.
»Also, wie fühlen wir uns denn heute?«
»Wie soll ich sagen, irgendwie befreiter.«
»Ja, das sieht man«, entfuhr es ihm.
Claudia wandte überrascht den Kopf. »Wirklich?«
»Na ja«, räusperte sich Bolli frei, »das ist doch wirklich nicht zu übersehen.«
Er versuchte es auch nicht.
»Das ist ja erstaunlich«, wunderte sich die Autorin.
»Wissen Sie, seit ich versuche, das, was ich schreibe, auch selber zu tun, geht mir die Arbeit nicht mehr so richtig von der Hand.«
»Mhm«, machte Bolli. »Wahrscheinlich arbeiten Sie zu viel.«

»Glauben Sie?«
»Ich weiß es ja nicht«, gab er der Wahrheit die Ehre. »Aber vielleicht sollten Sie mal 'ne Pause einlegen oder mal was ganz anderes machen.«
»Sie meinen, ich sollte meine Technik ändern?«
»Bitte was?«
»Na – meine Schreibtechnik!«
»Ach die Schreibtechnik...« Er war kein Deut klüger.
»Jaja, die Schreibtechnik. Das ist natürlich das größte Problem. Wie kriegen wir das nur vom Tisch?«
Er hatte eine ganz kleine Idee. »Einen Moment mal.« Und schon rannte er wieder aus dem Zimmer. »Fräulein Engel! Fräulein Engel!«
»Schnell, schnell«, zwinkerte er ihr zu. »Wir haben doch sicher irgendwelche Unterlagen, Krankengeschichten etcetera.«
»Das Krankenblatt liegt auf dem Schreibtisch.«
»Na bitte!«
Das war doch was. So konnte doch vielleicht ein Schuh draus werden! Mit gestärktem Optimismus kehrte er zu seinem ersten Fall zurück, begab sich gemessenen Schrittes zum Schreibtisch, schnappte sich das Krankenblatt und erschrak. So sehr er seine Augen auch verrenkte, er konnte die Schrift von Professor Otto einfach nicht lesen.
»Ach du Scheiße!« entfuhr es ihm.
Claudia Carrera drehte ihr Profil.
»Oh pardon, gnädige Frau!«
»Was ist denn?«
»Nichts. Absolut nichts zu entziffern.« Der sollte sich auch mal eine andere Schreibtechnik zulegen, dachte Bolli. Okay, dann eben nicht. Na wenn schon! Verlassen konnte man sich doch immer nur auf sich selbst. Also Augen auf

und durch! Mit so einem weißen Kittel am Leib und einer gewissen weltmännischen Attitüde konnte das doch alles gar nicht so schwer sein. Und mit neuem Selbstbewußtsein widmete er sich ganz der Dame auf der Couch.

»Liebe Frau Carrera, was nun meine Technik anbelangt, so muß ich Ihnen eine Mitteilung machen. Sie und ich, wir wissen ja beide sehr genau, welche Methode Professor Otto in Ihrem ganz besonderen Falle bevorzugt. Ich hingegen bin ein ganz anderer Typus als der Otto und habe so meine ganz eigenen Methoden. Das wird Ihnen der Professor natürlich nicht gesagt haben.«

»Doch, doch.«

»Doch?«

»Er hat mir angedeutet, daß Sie ein eher unkonventioneller Typ sind. Ich hatte Sie mir, ehrlich gesagt, allerdings etwas jünger vorgestellt.«

Aha, er mußte sich also auf ein anderes Semester gefaßt machen. Na schön, ihm war hier jeder recht.

»Liebe Frau, ich will ganz offen zu Ihnen sein:« Wenn ich Sie behandele, dann wird es fürchterlich. Die Wege, die ich beschreite, die verfolge ich absolut kompromißlos, und es könnte sein, daß diese Behandlung über Ihre Kräfte geht, und deswegen kann ich Sie gut verstehen, wenn Sie jetzt sagen, daß Sie lieber warten möchten, bis das Professörchen wieder da ist.«

»Aber nicht doch!«

»Bitte machen Sie sich keine Gedanken. Ich bin Ihnen auch ganz bestimmt nicht böse. Im Gegenteil.«

Frau Carrera sprang auf und stand ihm gefährlich nahe gegenüber – gefährlich schön, gefährlich nackt. »Aber ich kann doch nicht zwei Wochen ohne Behandlung auskommen!«

Bolli begnügte sich mit ihrer Hand, drückte sie und sagte mit dem Brustton ureigenster Erfahrung: »Was glauben Sie, meine Liebe, was man alles kann, wenn man muß.«

»Aber warum denn?« protestierte sie leidenschaftlich und schüttelte heftig ihre karminrote Mähne. »Ich vertraue Ihnen doch, Herr Doktor!«

Bildete er sich das nur ein oder nahm die ihn tatsächlich ernst? Woraufhin sollte sie ihm denn vertrauen? Womit hatte er das verdient?

»Ich meine das ganz ehrlich. Herr Doktor, bitte!«

Und dieses »Bitte«! ließ keinen Zweifel mehr an ihrer Ehrlichkeit. Und irgendwie rührte ihn dieses seltsame Vertrauen, das sie ausgerechnet in ihn, den Weihnachtsmann von HORTIE, setzte. Und irgendwo in seiner gehetzten Seele war er trotz des ganzen Stresses offenbar bereit, sich rühren zu lassen von der Tatsache, daß irgendein Mensch irgendwie irgendwas anderes wollte von ihm als ihn fassen und überführen.

»Also schön«, sagte er sanft und sah ihr lange in ihre fluoreszierenden grünen Tigeraugen. »Dann legen Sie sich mal wieder hin.«

Er führte sie wieder zur Couch, setzte sich zu ihr und versuchte, sie mit einer leichten Meditationsübung so lange außer Gefecht zu setzen, bis ihm ein eleganter Abgang einfiel.

»Entspannen Sie sich, schließen Sie die Augen, und geben Sie mir Ihre Hand.«

Es war eine sehr schmale, sehr feingliedrige Hand.

»Und denken Sie an etwas Schönes!«

Bolli schielte zu seiner Tasche.

In der Hand eine schöne Frau und zu Füßen eine schöne

Beute. Dies alles in stilvoller Atmosphäre mit einer Assistentin, die ihm blind vertraute. Verrückt.
Frau Carrera unter seiner Hand wurde zusehends ruhiger. Und warum auch immer sie hier im Bikini herumliegen mußte, man konnte sich an den Anblick gewöhnen. Dazu der herbe, exotische Duft ihres Parfums. Bolli mußte zugeben, daß diese Sitzung ihm nicht ganz unangenehm war.

15 Uhr 23.
Doktor de Witt sah verzweifelt auf dem Armaturenbrett zur Uhr. Gleich am ersten Tag zu spät. Und von einem akademischen Viertelstündchen konnte nun schon nicht mehr die Rede sein. Rund um den Karlsplatz war der Verkehr in dem dichten Schneetreiben ziemlich zum Erliegen gekommen. Es war ein einziges Stop-and-Go-Gequietsche. Halten, zwei Meter fahren, wieder Halten.
Er spurtete trotz der Straßenglätte bei den Ampeln los, als ginge es um sein Leben, um noch beim letzten Gelb mit rüberzukommen.
Endlich konnte er in die Prielmayerstraße einbiegen, und als er vor dem Oberlandesgerichtsgebäude in der Parkverbotszone eine schmale Lücke entdeckte, fuhr er sofort hinein und legte die letzte kleine Strecke lieber zu Fuß zurück. Er ahnte natürlich, daß er sich dadurch mit großer Wahrscheinlichkeit eins von den neuen gepfefferten Strafmandaten einfangen würde. Aber das nahm er in Kauf. Aus Pflichtgefühl. Er ahnte natürlich nicht, daß er dieses Strafmandat später noch lange aufbewahren würde. Aus Sentimentalität . . .

Fräulein Engel öffnete die Tür.
»Guten Tag«, sagte Doktor de Witt, schüttelte sich den

Schnee von den Mantelschultern, sah auf – und sah direkt in die Sonne.
Das ist er also, der arme Kerl, dachte sie und schenkte ihm ein besonders helles Lächeln. »Ich bin Fräulein Engel.«
»So sehen Sie aus«, brachte er tonlos hervor.
»Wie bitte?«
»Genauso sehen Sie aus!«
Doktor de Witt blieb wie paralysiert stehen.
Und dieser kurze, unendlich lange Moment war der Beweis, daß es sie also doch gibt, diese so oft so schrecklich kolportierte »Liebe auf den ersten Blick«.
Das war der Moment, wo er sie zum erstenmal spürte, diese innere Gänsehaut. Fräulein Engels Anblick brannte eine glühende Spur in ihn hinein, durch die Augen hindurch, den Hals hinunter und ganz tief ins Innere hinein. Er stand da und sah sie immer nur an.
Alles in ihm taumelte, er hielt sich nur an ihren veilchenblauen Samtaugen fest.
Was ist das »Liebe auf den ersten Blick«? Das ist, wenn man... das ist, wenn ein Mädchen wie Fräulein Engel... Nein, unmöglich, man kann sie nicht beschreiben, nicht kolportieren. Nur empfinden.
Stundenlang hätte er so dastehen können und sie betrachten. Er wußte: Was auch immer er jetzt sagen würde außer *ICH LIEBE DICH*, es würde ein blödsinniges, unehrliches Drumherum sein. Aber er konnte doch nicht hier hereinplatzen, mit einer halben Stunde Verspätung, und einfach sagen *ICH LIEBE DICH*...
»Das hätte mir der Professor aber sagen können«, brachte er schließlich heraus.
»Was denn?«
»Daß er so eine hübsche Assistentin hat.«

Bravo! Was Blödsinnigeres hätte er nun wirklich nicht erfinden können.
Fräulein Engel überhörte geflissentlich das Kompliment und wandte sich ab.
»Entschuldigung.« Er folgte ihr zum Stehpult, auf dem sich ihre Tageskartei befand. »Ich glaube, ich bin ein bißchen spät dran. Ich bin in der Klinik aufgehalten worden.«
»War's schlimm?«
In ihren Augen glänzte ein mildes, ehrliches Mitgefühl, das sie noch inniger, noch magnetischer auf ihn wirken ließ. »Ach Gott«, machte er sich gewaltsam los von ihren Augen, um nicht vollends darin zu ertrinken. »Immer das gleiche, Sie wissen ja.«
»Ja, ja, ich weiß.«
Der arme Kerl! So jung und schon so krank.
Was für ein angenehmes, gutgeschnittenes Gesicht, dachte sie und blieb länger in seinem Blick als beabsichtigt. So was von unterschiedlichen Brüdern!
»Also«, löste sie sich schließlich, »ich sag ihm dann Bescheid, ja?«
Doktor de Witt stutzte und kam ein kleines bißchen auf die Erde zurück. »Aber ich denke, er ist schon weg?«
»Nein, nein«, lächelte sie nachsichtig. »Er ist schon da.«
Und verschwand schnell durch die Verbindungstür zur Ordination. In Anbetracht der prekären Situation verzichtete sie ausnahmsweise darauf, anzuklopfen.
»Was ist denn?«
Bolli, Hand in Hand mit Frau Carrera, hatte seine Séance dazu genutzt, Klarheit in seine Gedanken zu bringen und sich eine Art Überlebenstraining für den Zwangsaufenthalt in dem seltsamen Laden hier auszudenken.
»Was ist denn? Ich therapiere!«

»Ihr Bruder!« flüsterte die Sprechstundenhilfe ihm ins Ohr.
»Ach du Scheiße.«
Prinzessin Kaschmir schlug die Augen auf. »Was ist denn?«
»Ein Notfall!« Bolli sprang auf. »Gnädige Frau, es tut mir wahnsinnig leid, aber wir müssen leider unsere Sitzung abbrechen.«
»Warum?«
»Es ist etwas eingetreten, was ich befürchtet hatte. Ein Individuum, das meine ganze Aufmerksamkeit erfordert. Und deshalb müssen Sie verstehen, daß wir unsere Sitzung zu einem anderen Zeitpunkt fortsetzen werden.«
»Aber dann habe ich mich ja ganz umsonst ausgezogen!«
Also, so ganz umsonst, fand Bolli, war's eigentlich nicht. Er widmete ihr noch einen langen, sehr lieben Blick. Sozusagen auf Vorrat.
»Machen Sie sich nichts draus«, tröstete er sie, »das ist mir auch schon passiert.« Er begleitete sie noch bis zum Paravent. Dann nahm er sein Herz in beide Hände, und gemeinsam mit Fräulein Engel begab er sich in die Höhle des Löwen.

Und da standen sie sich dann also gegenüber, die beiden Herren Doktor de Witt.
Angriff ist die beste Verteidigung, sagte sich Bolli und eröffnete die Partie. »Na, wie geht's?«
Doktor de Witt war noch immer nicht ganz zurück auf dieser Welt, und der Auftritt dieses Menschen da im weißen Kittel trug nicht sehr dazu bei. »Wie bitte?«
Er hatte keine Ahnung, wer dieser Mensch war und was der hier wollte. Ein Patient als Arzt? Ein Arzt als Patient?

»Ich glaube«, diagnostizierte Bollmann, »wir haben da ein kleines Problemchen, was?«
Doktor de Witt starrte abwechselnd von ihm zu Fräulein Engel.
»Ach ja?«
Nimm dich zusammen, befahl er sich. Was soll dieses Mädchen bloß von dir denken!
»Fräulein Engel«, zwinkerte Bolli ihr zu. »Ich glaube, Sie lassen uns jetzt am besten mal allein.«
Sie verstand sofort, und mit wissendem Lächeln verschwand sie in ihrer Kemenate.
Bolli wartete, bis er gehört hatte, daß die Tür wirklich ins Schloß gefallen war.
Dann führte er Doktor de Witt zur Ledergarnitur und bot ihm Platz an.
Aber der dachte gar nicht daran, sich zu setzen.
»Vielen Dank, aber dürfte ich vielleicht mal erfahren, was hier gespielt wird?«
»Aber selbstverständlich, mein Lieber. Es ist mir zwar peinlich, aber ich verspreche Ihnen, ich werde Ihnen reinen Wein einschenken.«
Bolli taxierte ihn aus den Augenwinkeln.
Der Junge wirkte ziemlich nervös. Entweder Berufskrankheit oder ein Sensibelchen. Mal sehen.
»Also«, begann er. »Folgende Situation: Sie sind die Vertretung. Und ich bin die Vertretung. Aber das Problem ist: Wir brauchen hier nur einen Vertreter.«
»Was denn für'n Vertreter?«
»Passen Sie auf, ich habe erst eben in der Praxis erfahren, daß Professor Otto Sie als Vertreter bestellt hat. Die Sachlage ist nun insofern etwas verdreht, weil der gute Otto mich nämlich auch gebeten hat, ihn zu vertreten.«

»Ich verstehe nicht.«
»Das verstehe ich!« Bolli zog ihn kurzerhand zu sich aufs Sofa und verfiel in einen ziemlich intimen Ton:
»Das ist auch alles ein bißchen kompliziert. Hören Sie zu: Vor einiger Zeit hat Professor Otto mich mal gefragt, ob ich ihn wohl in seiner Abwesenheit vertreten könnte. Selbstverständlich, habe ich gesagt, für einen alten Freund und Kupferstecher, na klar, jederzeit! Der Haken war nur, daß ich zu dem fraglichen Termin leider nicht frei war. Aber dann, vier Wochen später, treffen wir uns zufällig wieder, auf einem Bankett.«
Er quatschte wie um sein Leben, ohne Punkt und Komma, einfach immer so vor sich hin. Jetzt riskierte er einen kurzen Seitenblick. Aber das Ergebnis war nicht gerade ermutigend.
»Tja«, stagnierte er. »War nett, das Bankett.«
Doktor de Witt räusperte sich indigniert. Es half nichts. Es mußte was kommen.
»Und nun kommt's«, stürzte Bolli sich wieder in die Fluten der Phantasie. »Otto sieht mich, stürzt auf mich zu und ruft: ›Bolli!‹, ruft er. ›Dich schickt der Himmel! Stell dir vor, meine Abreise hat sich verschoben – könntest du mich vieleicht jetzt vertreten?‹ ›Ich sage, Öttchen‹, sage ich, ›das trifft sich. Jetzt kann ich!‹ Und da bin ich! Ich konnte ja nicht ahnen, daß Sie...«
»Aber das gibt es doch gar nicht!«
»Sie haben vollkommen recht, das ist wirklich ein dicker Hund! Aber –« Er erhob sich, um ein bißchen Abstand von dem Stuß zu gewinnen, den er hier verzapfte. »Aber ich kann Ihnen versichern, ich habe ihm eben am Telefon gehörig die Meinung gesagt!«
Doktor de Witt verstand immer nur Bahnhof.

»Sie haben ihn angerufen?«
»Natürlich.«
»In San Francisco?«
In San Francisco? Sieh mal an, dachte Bolli. Da war der Gute ja schön weit weg vom Schuß.
»In San Francisco«, bestätigte er leichthin. »Wo denn sonst?«
»Und was hat er gesagt?«
»Na, das können Sie sich ja wohl denken!«
»Nein.«
»Nein? Ist ihm natürlich mordspeinlich, das Ganze. Er bittet vielmals um Entschuldigung. Aber er hat's nun mal verbockt, der alte Schussel. Ach Gott, Sie wissen ja, wie so was kommt, Herr Kollege – die Liebe und der Suff!«
Doktor de Witt sprang auf, verwirrt und empört.
»Aber Professor Otto trinkt doch gar nicht!«
»Haben Sie 'ne Ahnung!« unterstellte Bollmann.
»Ich dachte, ich kenne Professor Otto eigentlich ganz gut.«
Aber, fragte sich der junge Doktor in seiner Verwirrung, was heißt schon: kennen? Wer konnte denn schon behaupten, jemand wirklich zu kennen? Seit er vor fünf Minuten diese Praxis betreten hatte, wußte er doch selbst nicht mehr, was mit ihm geschah. Wer kannte sich denn schon selbst? Kannte er sich denn? –
»Pardon«, fiel ihm ein, »ich glaube, ich habe vorhin Ihren Namen nicht richtig verstanden.«
»O Verzeihung, ich habe mich Ihnen ja noch gar nicht vorgestellt.« O je, was für einen Namen sollte Bolli ihm aufbinden?
»Herr Doktor, wann soll ich wiederkommen?«
In der Verbindungstür zur Ordination stand Claudia Carrera in ihrer Eigenschaft als rettender Engel.

Mein Gott, die hatte er ja ganz vergessen.
»Kommen Sie, wann immer Sie wollen!« sagte Bolli gerührt.
»Geht es am Donnerstag?«
»Aber ja doch.«
»Ich freue mich, Herr Doktor!«
»Ich weiß.«
»Auf Wiedersehen!«
Wer weiß... Bolli verabschiedete sie und rieb sich die Hände.
»So, mein Lieber«, wandte er sich wieder seinem Widersacher zu und kostete dessen immer verwirrteres Gesicht aus. »Das Sprechzimmer wäre dann frei. Vielleicht sollten wir uns doch lieber dort unterhalten. Wenn Sie schon mal vorgehen wollen.«
Elegant hielt er ihm die Tür auf und rief über die Schulter zurück, laut und prononciert: »Fräulein Engel, bitte Termin für Frau Carrera! Am Donnerstag, wenn wir noch eine Lücke frei machen können! Danke! Und: Bitte nicht stören!«
Allmählich begann er seiner Rolle einen gewissen Reiz abzugewinnen. Er hatte in seiner Karriere schon undankbarere Rollen gespielt.
»Bitte, lieber Herr Kollege, setzen Sie sich!«
In seinem Elan wies er gedankenlos auf die Couch.
»Danke«, sagte Doktor de Witt. »Ich stehe lieber.«
»Wie Sie meinen. Also, wo waren wir stehengeblieben?«
»Sie wollten sich gerade vorstellen.«
»Ach so, ja. Gestatten Sie, Bollmann!«
Warum denn eigentlich nicht? Der Weihnachtsmann von HORTIE war sich plötzlich ganz sicher, daß dieser Mensch kein Gegner war, sondern wohl doch nur ein Sensibel-

chen. Der konnte mit seinem Namen sowieso nichts anfangen.
»Bollmann?« staunte Doktor de Witt und ließ den Namen gedankenvoll auf der Zunge zergehen.
»Is was?« Der junge Arzt kam zwei Schritte auf ihn zu.
»Sagen Sie, sind Sie verwandt mit dem Hamburger Bollmann?«
»Was für'n Hamburger?«
»Alfred Bollmann. Vom Psychologischen Institut!«
»Ach so – der!« Bolli lachte um mindestens zwei Nuancen zu laut. »Das ist mein Bruder.«
»Aha«, registrierte de Witt mit einigem Respekt.
»Wir sind eine große Familie«, erläuterte Bolli. »Wir sehen uns nie. Aber jetzt zu uns. Was machen wir nun?«
»Was schlagen Sie vor?«
»Null problemo«, schlug Bolli vor. »Diesen Tag heute reiß ich noch runter, und nach Feierabend mache ich dann die Mücke.«
»Wie meinen?«
»Ich meine«, präzisierte er, als er das irritierte Gesicht seines Gegenübers registrierte, »ich disloziere mich, wie wir Mediziner zu sagen pflegen. Und ab morgen können dann Sie hier schalten und walten, wie Sie wollen.«
»Aber davon kann doch gar keine Rede sein«, widersprach Doktor de Witt überraschend. »Sie bleiben, ich gehe.«
»Aber wieso denn?«
»Wenn Professor Otto das so will, dann kann ich mich doch guten Gewissens zurückziehen.« De Witts Ton wurde jetzt fast ein wenig vertraulich. »Unter uns gesagt, das käme mir sogar sehr entgegen. Wissen Sie, ich habe diese Vertretung nur aus Gefälligkeit übernommen. Ich habe dem Professor sehr viel zu verdanken. Aber im Grunde

passen mir diese zwei Wochen überhaupt nicht in den Kram. Ich bin nämlich wahnsinnig im Streß.«
Danke gleichfalls, dachte Bolli.
»Ich bastele nämlich gerade an meiner Habilitationsarbeit.«
»Wie schön«, freute sich Kollege Bollmann. »Worum geht's?«
»Die Selbstverwirklichung als integrative Verantwortung in den Beziehungsebenen« nannte der angehende Professor sein Thema. »Ich will beweisen, daß wir alle uns da auf einem solipsistischen Irrweg befinden.«
»Mein Reden seit '45«, nickte Bolli jovial. »Und kommen wir gut voran?«
»Ja, schon. Aber, ehrlich gesagt, wenn ich jetzt unterbreche, dann wirft mich das wieder um Wochen zurück.«
Komisch, dachte Bolli, bei mir ist es genau umgekehrt: Wenn ich jetzt *nicht* unterbreche, dann wirft mich das zurück, und zwar um Jahre.
»Lieber Bollmann, als Kollege müssen Sie doch Verständnis haben für meine Situation.«
»Habe ich ja«, druckste Kollege Bollmann, »aber...«
»Kein Aber. Ich danke Ihnen!«
»Aber die Patienten...«
»Sind in guten Händen«, befand Doktor de Witt, schüttelte ihm herzlich die Hand und wunderte sich: Donnerwetter, hatte der lange Finger!...
Bolli konnte es sich eigentlich nicht ganz erklären, aber plötzlich dachte er nicht nur an sich, sondern auch an Claudia Carrera: »Bitte schauen Sie doch in den nächsten Tagen noch mal vorbei!«
»Warum denn?« De Witt wandte sich zum Gehen.
»Nun, es könnte doch sein, daß es Schwierigkeiten gibt.«

Bolli brach ab. Es hatte ja keinen Sinn. Wie sollte er es ihm erklären. »Ich meine mit Ihrer Selbstverwirklichung, mit Ihrer Arbeit.«
»O danke«, wehrte der ab, »da machen Sie sich mal keine Gedanken. Ich komme schon allein zurecht. Auf Wiedersehen.«
Das eilt nicht, dachte Bolli, schob die Tür hinter ihm zu und ging zurück zum Schreibtisch und zu seiner Tasche.

»Sie gehen schon?«
Fräulein Engel hatte die Sprechzimmertür gehört und kam aus ihrer Kemenate.
»Ungern«, bekannte Doktor de Witt, »wenn ich Sie so sehe.«
Und sah ihr wieder in die Augen. Sie waren so blau und so klar wie die Schöpfung. Und auch der Rest war einfach göttlich.
Sie trug einen so unverfroren engen Kittel, der nicht nur andeutete, sondern offen erklärte, daß sie ihren Körper in die Praxis mitgebracht hatte. Und dieser Körper war vermutlich der schönste Körper, den Doktor de Witt jemals in einem weißen Kittel gesehen hatte. Eine ästhetische Geschenkpackung.
»Kommen Sie wieder?« fragte sie.
»Soll ich?« Unwillkürlich rückte er an sie heran.
»Ich dachte, oder?«
»Ja, wenn Sie meinen.«
Zum erstenmal huschte der Anflug eines Lächelns über sein Gesicht.
»Das hängt doch wohl vom Doktor ab«, meinte Fräulein Engel und fand, daß dieses Lächeln ihm eigentlich sehr gut zu Gesicht stand.

»Der hätte nichts dagegen«, wußte de Witt.
»Also schön, wann wollen Sie denn kommen?«
Er rückte noch einen Schritt näher. »Wann würde es Ihnen passen, morgen?«
»Aber morgen ist doch Mittwoch. Da haben wir doch gar keine Sprechstunde.«
»Ja eben«, lächelte er.
»Wie meinen Sie das?«
»Ganz einfach«, preschte er jetzt vor. »Hätten Sie nicht Lust, morgen mit mir essen zu gehen?«
»Essen gehen?«
Warum sah sie ihn denn so merkwürdig an?
»Ich meine«, sagte er schnell hinterher. »Ich könnte natürlich auch selber kochen, bei mir zu Hause.«
»Bei Ihnen zu Hause?«
Jetzt guckte sie noch merkwürdiger.
Er erschrak.
War er zu weit gegangen? Natürlich bin ich zu weit gegangen, ich Idiot. Das durfte so nicht im Raum stehenbleiben, um Himmels willen, was sollte sie denn von ihm denken.
»Nicht so, wie Sie denken«, versuchte er wiedergutzumachen, »ich meine, wenn Sie das gedacht haben, was ich denke, das Sie gedacht haben, ich meine, das wollte ich nicht, daß Sie das denken, entschuldigen Sie bitte.«
So, jetzt haben wir den Salat, dachte er zerknirscht.
Jetzt weiß sie wenigstens, was sie von mir zu halten hat.
Also wirklich, so dämlich hatte er sich seit der Tanzstunde nicht mehr benommen.
»Ich werde darüber nachdenken«, sagte Fräulein Engel und schlug die Augen nieder.
»Was denn, immer noch da?« – Aus der Verbindungstür zum Sprechzimmer erschien Bolli und trennte die beiden

mit einem Blick wie ein Rutenschlag. »Irgendwelche Probleme?«

»Nein, nein«, ließ sich Doktor de Witt ins Bockshorn jagen, »wir dachten nur gerade, ja also, ich denke, ich geh dann besser.«

»Alles Gute, mein Bester«, wünschte Bolli und komplimentierte ihn sanft, aber bestimmt zur Tür hinaus.

Fräulein Engel sah ihm aufmerksam hinterher.

»War was?« fragte Bolli mißtrauisch. »Hat er Sie belästigt?«

»Ganz im Gegenteil«, erwiderte sie. »Er war eigentlich sehr nett. Wenn Sie mir nicht gesagt hätten, daß er verrückt ist, ich würde denken, er ist ganz normal.«

»Das sind die Schlimmsten!«

»Er wollte mich zum Essen einladen.«

»Nein!«

»Doch. Bei sich zu Hause.«

»Dieser Wüstling! empörte sich Bolli. »Was habe ich Ihnen gesagt, der Bursche ist unberechenbar! Der ist zu allem fähig!«

»Wirklich? Er machte so einen sympathischen Eindruck.«

»Alles Bluff«, versetzte Bolli. »Ich kenne diese Brüder.«

»Apropos Bruder«, erlaubte sich Fräulein Engel eine persönliche Bemerkung. »Ich finde, Sie haben so gar keine Ähnlichkeit miteinander.«

»Finden Sie?«

»Im Gegensatz zu Ihnen wirkt er so, so jung.«

»Nun ja«, entgegnete Bruder Bolli. »Er ist ja auch später geboren.« Und fügte mit einem kleinen christdemokratischen Lächeln hinzu: »Er hat gewissermaßen auch die Gnade der späten Geburt. Außerdem ist er ja auch, wie

gesagt, nicht so ein ganz richtiger Bruder, sondern mehr so'n Stief – na ja, Hauptsache, er wird wieder gesund.«
»Armer Kerl« dachte Fräulein Engel laut.
»Ja, ja«, seufzte Bolli. »Wir haben alle unser Päckchen zu tragen.«
Er dachte sehnsüchtig an seine Tasche und konnte es gar nicht mehr erwarten, bis er endlich mit ihr seinen Feierabend verbringen konnte.
»Möchten Sie einen Kaffee, Herr Doktor?«
Er konnte einen gebrauchen.
»Mit Milch und Zucker?«
»Schwarz wie die Nacht!«
»Wie Professor Otto«, registrierte Fräulein Engel und ging in die Küche.
Da haben wir ja wenigstens etwas gemeinsam, dachte Bolli, setzte sich aufs Sofa und sah sich in Ruhe um. War eigentlich ganz gemütlich hier.
»Haben Sie schon das neue Buch von der Carrera gelesen?«
Die Neugierde kam aus der Küche.
»Was denn für'n Buch?« rief Bolli zurück.
Sie kam und überreichte ihm feierlich einen beachtlichen Wälzer mit knallbuntem Einband. »Wollen Sie mal reinschauen? Ehrlich gesagt, ich hab's verschlungen!«
Und schon war sie wieder weg.
Bolli nahm das Buch zur Hand und betrachtete den Titel. »STURM IM WASSERBETT« stand in glutroten Versalien auf dem Schutzumschlag. »Erotischer Roman von Claudia Carrera.« Er schlug willkürlich eine Seite auf und vertiefte sich in den obersten Absatz:
»Er konnte sicher sein«, las er, *»daß Kathrin eine phantastische Liebhaberin sein würde. Sie war von jedem schar-*

fen Studenten innerhalb eines Radius von einhundertfünfzig Kilometern getestet und für o.k. befunden worden. In ihr fand er sein erotisches Nonplusultra. Noch in dieser Nacht würde er wissen, wer ›Katharina die Große‹ ist. Und dann wüßte er auch, was dieses ›Große‹ bedeutete. Sie würde sensationell sein im Wasserbett. Es kam für ihn nur darauf an, nicht in eine neue Angstpsychose zu verfallen. Ihr Körper würde wie eine herrlich klingende Orgel sein –«

Sieh mal an, dachte Bolli und klappte das Buch wieder zu. Ich weiß gar nicht, warum die ihre Schreibtechnik ändern will.

»Bitte schön, Herr Doktor, Ihr Kaffee!«

Fräulein Engel servierte ihn mit der Anmut einer Schweizer Saaltochter.

»Ganz schön stark«, konstatierte Bolli.

»Aber Sie haben ja noch gar nicht probiert!«

»Ich meine das Buch.« Er wog es in seinen Händen. »Kann ich's mir mal ausleihen? Aus rein therapeutischem Interesse natürlich.«

»Nehmen Sie's ruhig mit. Aber –«

Sie drohte kokett mit dem Zeigefinger.

»Ich warne Sie! Das ist nichts für schwache Nerven.«

Keine Bange, dachte Bolli. Wenn ich schwache Nerven hätte, wäre ich bestimmt nicht hier . . .

»Ich will's kurz machen, lieber Maiwald« –

Der Chef des Raubdezernates kaute wie üblich an einer kalten Zigarette herum, und seine hellen, wachen Augen nahmen den Mann in die Zange, den sein Instinkt ihm aus scheinbar unerfindlichem Grund gerufen hatte. Aber wie alle erfolgreichen Männer hatte auch Dr. Gaisreiter es sich

zum Prinzip gemacht, seinen Instinkt niemals zu überhören.
»Ich halte es für möglich«, sagte er, »daß der Weihnachtsmann von HORTIE identisch ist mit dem Kerl, der uns im Jahre 1970 schon einmal beglückt hat und den Sie damals die Ehre hatten zu fassen –«
Eugen Maiwald senkte schuldbewußt sein Haupt.
»– und das Pech, ihn genauso schnell wieder aus den Augen zu verlieren«, vollendete Dr. Gaisreiter. »So daß Ihre Bemühungen leider umsonst waren.«
Der kleine Kriminalhauptmeister saß da wie das Kaninchen vor der Schlange.
Hörte denn dieser Alptraum niemals auf? Er hatte das Gefühl, gleichzeitig in der Achter- und in der Geisterbahn zu sitzen. Vor seinen Augen drehte sich alles. Und wie von psychodelischem Flash-Light zerhackt, jagten sich in seinem gequälten Hirn längst verdrängte Bilder und Geräusche in Sekundenschnelle, Bilder und Geräusche, die den schwärzesten Tag in seinem Leben markierten:
KAUFHOF München – Freitag abend – hysterische Menschenmassen – aufjaulende Haussirenen – lärmendes, bedrohliches Tohuwabohu – Tohuwabohu, das sich lawinenartig zur Rolltreppe fortsetzt – und auf der Rolltreppe der Weihnachtsmann auf der Flucht – Kindergeschrei – Platzangst – Panik – einstürzende Weihnachtsdekorationen – verzerrte Gesichter – die makabre Dissonanz von Geschrei und Weihnachtsliedern – Kommandos – Haltet ihn! Haltet ihn! – alle Türen versperrt – Sperren an allen Ausgängen – und an einem der Ausgänge er, Maiwald! – sehr erkältet und sehr aufgeregt – und ausgerechnet durch diesen Ausgang kommt der Weihnachtsmann! – kommt auf ihn zu – Maiwald sieht die Chance seines Lebens – heftet sich wie

ein Terrier an den Mann – der kommt zu Fall – kommt wieder hoch – Maiwald läßt ihn nicht aus – hat ihn – er hat ihn gefaßt! – führt ihn ab – durch die frische Winterluft – und da passiert es – etwas, das in der Geschichte der Verbrechensverfolgung wahrscheinlich noch nie passiert ist – was nur Maiwald passieren konnte: er mußte niesen! – ein Nieskrampf! – so elementar, so zwingend, daß Maiwald für den Bruchteil einer Sekunde völlig benommen ist – und alles verliert – den Weihnachtsmann – die Karriere – die Zukunft – alles . . .

»Wenn ich die letzten Jahre Revue passieren lasse, mein lieber Herr Maiwald, kann ich mich des Gefühls nicht erwehren, daß der Kassenräuber damals nicht nur mit den 150 000 Mark getürmt ist, sondern auch mit Ihrem beruflichen Elan. Stimmt's?«

Maiwald wagte nicht, den Kopf zu heben.

»Aber es ist noch nicht aller Tage Abend. Ich kann mir denken, daß die Möglichkeit, nach so langer Zeit die Scharte wieder auszuwetzen, Sie besonders motivieren könnte.«

Maiwald wollte protestieren, aber die überraschende Gutmütigkeit von Dr. Gaisreiter lähmte ihn.

»Wenn ich richtig informiert bin, sind Sie ja noch ein halbes Jahr bei uns. Und wer weiß, was Sie damals nicht geschafft haben – vielleicht haben Sie ja diesmal mehr Glück. Ich würde es Ihnen wirklich wünschen.«

Die Ehrlichkeit seines Tonfalls kam Maiwald vor wie ein Weihnachtsgeschenk, das ganz bestimmt nicht für ihn bestimmt sein konnte. Entsprechend mißtrauisch blickte er hoch.

»Ich meine es ernst.«

Dr. Gaisreiter nahm die Zigarette aus dem Mund und zerbröselte sie sorgfältig im Aschenbecher.

»Sie wissen, daß ich natürlich Kriminalhauptkommissar Weidinger mit diesem Fall beauftragen muß. Ich tue das auch. Aber –«

Aber? Was kam da auf ihn zu?

»Aber inoffiziell sind Sie mein Mann!«

Jetzt schenkte er ihm sogar noch ein kleines verschwörerisches Lächeln. »Ich setze Sie ganz speziell auf den Weihnachtsmann von HORTIE an. Aus ganz speziellen Gründen, die unter uns bleiben. Verstehen Sie!«

»Nein! Bitte nicht!«

»Keine Widerrede! Vergessen Sie den ganzen Kleinkram von K 211 und konzentrieren Sie sich einzig und allein auf den Weihnachtsmann von HORTIE.«

»Aber wie denn –«

»Lassen Sie sich die Akten kommen. Schalten Sie sich in die Ermittlungen ein. Besprechen Sie sich mit Kommissar Weidinger. Er weiß Bescheid. Er wird Sie unterstützen. Also los, ran an die Buletten! Auf geht's, Maiwald! Bringen Sie ihn zur Strecke, den Weihnachtsmann von HORTIE! – Wir müssen ihn fassen, bevor er die ganze Stadt verarscht!«

»Wer kommt denn als nächster dran?«

Der Weihnachtsmann von HORTIE rieb sich die Hände und strich sich den Kittel glatt.

Fräulein Engel stöckelte apart zu ihrem Terminkalender.

»Elvis«, kündigte sie an.

»Elvis?«

»Mister Presley.«

Nanu, wunderte sich Bolli. »Ich denke, der ist tot.«

»Aber nicht der«, klärte sie ihn auf. »Dieser Patient glaubt, er sei Elvis Presley.«

»Ach ja?«
Meinetwegen, dachte Bolli. Mir ist hier jeder recht . . .
Der Mensch, den er zwei Minuten später zu Gesicht bekam, hatte mit Elvis Presley ungefähr soviel gemeinsam wie Buster Keaton mit Rudolfo Valentino. Bis auf den Gitarrenkasten, den er bei sich trug, und die Baskenmütze und das verschossene lindgrüne Popelinmäntelchen, erschien alles an diesem Mann völlig undefinierbar. Sein Alter, seine Statur, sein teigiges Gesicht. Er schien ziemlich kurzsichtig zu sein, aber seine kreisrunde Nickelbrille verlieh ihm nicht unbedingt einen intelligenten Gesichtsausdruck. Glatte, mittellang geschnittene Haare fielen wie abgebrannte Wunderkerzen aus der Baskenmütze auf den Mantelkragen, ohne daß dadurch so etwas wie eine Frisur zu erahnen war.
»Hallo Fans!« grüßte er und blinzelte in die Runde wie ein Uhu.
»Donnerwetter«, entfuhr es Bolli. »Wie aus dem Gesicht geschnitten!«
Elvis der Zweite traute sich drei Schritte in den Raum hinein. Er bewegte sich mit der Unbeholfenheit einer verwundeten Giraffe. »Ist das mein neuer Manager?«
Fräulein Engel nickte ihm zu.
»Name?«
»De Witt«, stellte Bolli sich ihm vor.
»Appelhans!«
Elvis Presley gab ihm freundlich die Hand.
»Nanu, ich denke, Sie sind Mr. Presley?«
»Du!«
»Ich? Nee, Sie!«
»Du!«
»Wieso ich?«

»Er will, daß Sie sich duzen«, erläuterte Fräulein Engel.
»Logo!« verlangte Herr Appelhans.
Seine verbale Lockerheit stand in einem unfreiwillig komischen Kontrast zu seiner äußerlichen Verklemmtheit.
Also Duzen war angesagt. Bitteschön, warum nicht. Wenn's weiter nichts war.
»Tutti frutti!« Bolli schlug ihm kameradschaftlich auf die Schulter.
»Tutti frutti?« Appelhans wich wie hypnotisiert zurück, und seine Augen verengten sich zu dämonischen Schlitzen. »War 'ne Riesennummer von mir. Willst du mal hören?«
»Später«, wehrte Bolli ab, »später ...«
»Das Studio wäre frei«, erinnerte Fräulein Engel heiter an die Pflicht, deutete zum Sprechzimmer und ließ die Herren allein.
»Dann wollen wir mal in die Saiten schlagen«, meinte Bolli und war gespannt, was jetzt wohl auf ihn zukam. »Also los, Elvis, erzähl mal. Was macht die Kunst?«
Aber zu seiner Überraschung winkte Appelhans von sich aus ab.
»Nee, Chef, heute nicht.«
»Heute nicht? Wohl nicht ganz bei Stimme, was?«
»Es ist was Schreckliches passiert«, eröffnete ihm der Neuankömmling. »Ich schaff's einfach nicht. Ich komme einfach nicht daran vorbei.«
»Woran?«
»Am Tisch.«
»Am Tisch?«
»In der Kantine.«
Bolli bemühte sich um ein besonders seriöses Gesicht und schmeckte den Tatbestand nach: »Am Tisch in der

Kantine, nun ja, das ist auch weiß Gott keine leichte Aufgabe.«
»Da sitzen sie alle.« Appelhans hing einem offenbar schrecklichen Gedanken nach.« Die alte Frau Jaegel, Herr Gramlich, und dann der Schlimmste von allen, Inspektor Strauß.«
»Wo?« Bolli zuckte zusammen. »Bei der Polente?«
»Nee, bei uns im Finanzamt. Du, ich komme einfach nicht daran vorbei an den Leuten!«
»Was sind denn das für Leute?«
Wieder schickte Appelhans seine dämonischen Sehschlitze auf die Reise. »Die von oben!«
»Und die mögen dich nicht?«
Er schüttelte den Kopf. »Ich mag die nicht. Die triezen mich. Die machen mich krank.«
»Nun mal ganz ruhig, mein Junge«, sagte Bolli mit väterlichem Timbre. »Das kenne ich. Aber das kriegen wir alles wieder hin, du wirst sehen.«
Wie alt dieser Mensch auch immer sein mochte, seine Unsicherheit machte ihn viel jünger, als er vermutlich war. Und eigentlich sehr sympathisch, fand Bolli.
»Ich verstehe, mein Junge, du hast Angst. Aber keine Angst, ich werde dich von deiner Angst befreien!«
Er zupfte sich seinen Psychiaterkittel zurecht.
Das wär' doch wohl gelacht! Es gab sicher genug Leute, die mit Recht Schiß vor dem Finanzamt hatten. Aber doch nicht dieser Junge! Der konnte doch keiner Fliege was zuleide tun, das sah doch jedes Kind. Dem mußte doch zu helfen sein, verdammt noch mal!
»Hör zu«, sagte Bolli. »Wenn du das nächste Mal bei euch in die Kantine kommst, dann stellst du dir einfach vor, die sitzen nicht am Tisch, sondern in der Sauna, verstehst du!

So, und nun stellt dir mal vor, wie die selben Leute aus der Kantine in der Sauna sitzen. Lächerlich, nackt, klein und häßlich.«

Appelhans' Blick wanderte ins Leere. Er versuchte, es sich vorzustellen. Plötzlich schüttelte es ihn, und er schlug deprimiert die Hände vors Gesicht.

»Nee du, das kann ich nicht. Das ist ja schrecklich.«

»Was?«

»Wie die aussehen.«

»Ja eben.« Bolli hob seine Stimme zur Fanfare. »Und vor solchen Leuten hast du Angst? An denen kommst du nicht vorbei, du, Elvis, DER KING?«

Appelhans wendete den Blick. Hinter den Gläsern seiner Zweistärkenbrille flackerten nervöse Augen. Irgendeine seltsame Windung fand in ihm statt. Seine Pupillen schienen über sich hinauszuwachsen, so als ob sie Stufe für Stufe eine Sternenleiter hinaufstiegen. Und auf dem Gipfel ihrer Leuchtkraft schenkten sie Bolli einen wundersamen strahlenden Blick.

»Das isses!« gurgelte es aus ihm heraus. »Das ist es!«

Er stürzte auf seinen neuen Manager zu und schüttelte ihm begeistert die Hand. »Mensch, Junge, du, du kannst ja was!« Er stürzte hinaus.

An der Tür blieb er noch einmal kurz stehen:

»Ich bin sehr zufrieden mit uns!«

Bolli sah ihm nachdenklich hinterher. Ach, so einfach war das also. Er mußte lächeln. Es war ein sehr zufriedenes, fast zärtliches Lächeln, das allerdings rasch wieder aus einem Gesicht schwand, als er hinter den Fenstern plötzlich wieder mit der unangenehmen Realität gellender Martinshörner konfrontiert wurde.

Er schaltete schnell das Radio ein, um auf andere Geräusche zu kommen. Und als er hier jetzt ausgerechnet die Stimme von Elvis Presley hörte, huschte ein kleiner Ausläufer seines verlorenen Lächelns wieder zu ihm zurück.

»A wop-bop-a-loo-bop
A lop-bam-boom
Tutti Frutti
Au Rutti
Tutti Frutti . . .«

Sofort kam Fräulein Engel herausgerannt.
»Wo ist er denn?« fragte sie besorgt.
»Wo soll er schon sein?« versetzte Bolli. »Auf dem Wege der Besserung.«
»Das ging aber schnell!« Engelchen war ganz baff.
»Tja«, sagte der Weihnachtsmann von HORTIE, »gelernt ist eben gelernt. So, wen legen wir denn als nächsten aufs Kreuz? Oh pardon, ich meine natürlich, auf die Couch.«
»Frau Generaldirektor Bast«, gab Fräulein Engel bekannt, »die Frau des Champagner-Königs.«
Na Prost, dachte Bolli. »Und was hat die gnädige Frau?«
»Sie ist Kleptomanin.«

»Kleptomanie«, diktierte Heribert Schilling seiner Sekretärin in die Maschine, »griechisch: kleptein = stehlen, mania = Wahn, zwanghafter Drang zum Stehlen. Für echte Kleptomanen, meist Frauen, ist Stehlen ein Koitusersatz. Sie wollen sich nicht bereichern, haben an der Beute keine Freude und schämen sich später der Tat. Doch während des Diebstahls verspüren sie erotische Gefühle. Manchmal sogar mit den für einen Orgasmus typischen

Kontraktionen der Genitalien. Dieses Erlebnis läßt sie immer wieder rückfällig werden, ohne daß sie es wollen.«
»Rückfällig werden, ohne daß sie es wollen« – Fräulein Voscherau hämmerte in die Tasten, daß es eine Lust war, ihr dabei zuzugucken. Auch der Anblick ihrer leuchtenden Locken, ihres bronzefarbenen Make-ups und ihrer straffen Stromlinie, attraktivst verpackt in Lederrock und Armani-Pulli, war ein erfreulicher Anblick. Der Pullover hatte exakt die Farbe der Blumen, die Heribert Schilling seiner Sekretärin jeden Montag mitzubringen pflegte, Fräulein Voscherau revanchierte sich nämlich für diese Aufmerksamkeit, indem sie jeden Dienstag zu diesen Blumen den passenden Pullover trug. Sie konnte ihn halt sehr gut leiden, den Herrn Schilling.
Auch Herr Schilling konnte sich gut leiden. Seit über drei Jahrzehnten gehörte er nun schon zu den bestverdienenden Schmierfinken der Nation, zur Zeit als »Redakteur für besondere Aufgaben« bei der BUNTEN WOCHE. Und die besonderen Aufgabe, der er sich jetzt in seiner neuesten Serie annahm, war ein Ding, mit dem er schon vor zwanzig Jahren eine Illustrierte namens JASMINA auf Vordermann gebracht hatte: »Das erotische Lexikon.«
JASMINA war inzwischen längst eingegangen, aber die Zeit für so ein pseudo-wissenschaftliches Erotikon war mal wieder reif. Man mußte es nur ein bißchen psychologisch aufmotzen. Psychologisch war immer gut. Jede Zeitschrift, jedes Käseblatt hatte mittlerweile eine Rubrik, in der Frau Irene oder Tante Hertha zu kleinen oder großen Problemen »psychologisch« Stellung nahm. In jeder Talk-Show, jeder Fernsehdiskussion verblüffte die dumme Floskel »psychologisch betrachtet« oftmals den hartnäckigsten Gegner und erstickte jegliche Argumentation, weil sie Distanz und Re-

spekt vermittelte. Psycho war eben »in«. Also hatte Heribert Schilling seinem alten erotischen Lexikon eine neue Seele eingehaucht und ließ es nun unter dem Titel laufen: Dein Körper und Du. Das Lexikon der neuen Sinnlichkeit in 52 Folgen – unter besonderer Berücksichtigung psychologischer Aspekte.« Im Supermarkt der Psychologie und der Psychotherapie war für jeden was dabei. Das gehörte jetzt einfach dazu wie Rosinen zum Studentenfutter.

»Das Phänomen der Kleptomanie«, behauptete er also, »ist immer auch eine psychische Erkrankung, die insbesondere bei stimmungslabilen Persönlichkeiten vorkommt, bei Menschen mit unvermutet auftretenden, meist reizbar depressiven Launen. Kleptomanen sind prinzipiell ein Fall für den Psychiater.«

»Ein Fall für den Psychiater« hämmerte Fräulein Voscherau.

»Kleptomanie kann auch mit Fetischismus verbunden sein.«

»Kann auch mit Faschismus verbunden sein.«

»Faschismus ist sicher auch richtig«, meinte Heribert Schilling, »aber wir bleiben erst mal bei Fetischismus«, korrigierte er nachsichtig.

»Mit einem t?«

»Mit einem t.«

Daran hatte sich genauso wenig geändert wie an dem ganzen voyeuristischen Inhalt. Das einzige, was sich im Lauf der Jahre entscheidend geändert hatte, war das Honorar. Die BUNTE WOCHE zahlte immerhin das 25fache von JASMINA.

»Und hinter Fetischismus machen wir eine Klammer mit dem Hinweis ›Fetischismus – siehe Folge 3.‹ Okay?«

»Alles klar, Herr Schilling. Nur eins würde mich mal interessieren. Nach all dem, was wir jetzt geschrieben haben ...«
»Ja?«
»Wenn ich heute abend das Tipp-Ex oder die Schere oder den Brieföffner mitgehen lassen würde, wäre das Kleptomanie?«
»Schon möglich«, meinte der journalistische Volksaufklärer, »aber wenn Sie mich heute abend zu sich nach Hause mitgehen ließen, das wäre mit Sicherheit kein Fall von Kleptomanie.«
»Sondern?« fragte Fräulein Voscherau kokett und warf sich in Po-situr.
»Ein Gefühl wie Weihnachten!«

Der Weihnachtsmann von HORTIE erhob sich mit der Attitüde eines Prominentenarztes vom Schreibtisch, um die kleptomanische Frau Bast zu begrüßen.
»Verehrte, gnädige Frau, gestatten Sie, daß ich mich vorstelle, ich bin ...«
Plötzlich kam er ins Schleudern, denn erst jetzt nahm er ihre ungewöhnlich attraktive Erscheinung wahr.
Eine Dame. Eine wirkliche Dame. Vielleicht Ende Vierzig, vielleicht aber auch viel jünger, von einer alterslosen Jugend, aber nicht hübsch wie ein Mädchen, sondern vielmehr schön wie eine Frau. Den hellen Luchs, den sie trug, trug sie so selbstverständlich, so organisch, als wäre sie darin geboren. Ihr Gesicht hatte absolut klassische Proportionen, von einer Klassik, die es eigentlich gar nicht mehr gab. Auf den ersten Blick machte dieses Gesicht den Eindruck einer fast unwirklich schönen Glätte, aber da waren die Augen, und die waren es, die Bollmann ins Schleudern

gebracht hatten. Riesig. Dunkel. Glänzend wie Chinaholz. Augen wir Irrgärten.
»Sie sind Doktor de Witt«, sagte Sybille Bast. »Ich weiß.«
»Lassen wir doch den blöden Doktor weg. Darf ich –«
Er half ihr aus dem Mantel, dessen Material sich nahtlos zu der edlen Aura dieser Dame fügte.
»Donnerwetter!« Bolli streichelte den Luchs. »Das ist aber ein ganz schön teurer Vogel! Ich meine, eine ganz exorbitant kostbare Rauchware, wollte ich sagen.«
Kanadischer Wildluchs, schätzte er. So um die 45 000 Mark. »Ich werde ihn Fräulein Engel geben, damit ihm nichts passiert.«
»Nein, danke«, wehrte Sybille ab. »Lassen Sie ihn hier. Das ist mein Lieblingsmantel, den gebe ich ungern aus der Hand.«
»Verstehe.« Bolli ging's genauso mit seiner Tasche. Die gab er ungern aus der Hand. »Ja, äh – setzen wir uns doch.«
Die Art, wie sie Platz nahm, war eine Zeremonie, die man so sonst allenfalls im Werbefernsehen erleben konnte. Der Weihnachtsmann von HORTIE konnte sich gar nicht satt sehen an der Bescherung dieser Frau. Sie faszinierte ihn. Und sie verunsicherte ihn. Er wußte beim besten Willen nicht, welchen Verlauf er dieser »Sitzung« geben sollte.
Frau Bast fingerte in ihrer Handtasche nach Zigaretten. Auch ihr Feuerzeug war zweifellos vom Feinsten.
»Sie erlauben.«
Es war das schönste Feuerzeug, das Bolli jemals gesehen hatte.
»Gefällt es Ihnen?« deutete sie seinen bewundernden Blick.
»Gefallen ist gar kein Ausdruck«, gab er zu. »Das ist kein

Feuerzeug, das ist ein Traum! Ich habe es schon mal beim Juwelier in der Auslage gesehen, aber in der Hand gehabt hab ich's noch nie.«

Für einen kurzen Augenblick kollidierten ihre Blicke.

»Ich schenk's Ihnen«, sagte Sybille Bast, ohne mit der Wimper zu zucken.

»Aber gnädige Frau, Sie scherzen! Das ist eines der kostbarsten Feuerzeuge der Welt. Das kostet –«

»Keinen Pfennig. Ich hab's geklaut.«

»Ach ja, richtig«, schluckte Bolli. »Deswegen sind wir ja hier.«

»Sie auch?«

»Nein, Sie!«

»Eben.«

»Eben!« Was für eine merkwürdige Person! dachte er.

»Also«, begann er seine Gesprächstherapie. »Wenn ich richtig informiert bin, dann haben Sie also diesen seltsamen Drang, gewisse Dinge an sich zu nehmen, also zusagen für eine Art Lastenausgleich zu sorgen.«

»Sie drücken das sehr charmant aus«, unterbrach ihn Sybille, »ich klaue wie ein Rabe.«

»Nicht doch!«

»Aber ja!«

»Aber doch nicht wie ein Rabe«, protestierte Bolli. »Höchstens wie eine Elster.«

»Wie eine Elster?«

»Nun«, lächelte er sie an. Zum erstenmal traute er sich's. »Sie sind doch eine Frau. Noch dazu, wenn ich mir die Bemerkung erlauben darf, eine sehr reizvolle Frau. *Ich* könnte sagen, ich klaue wie ein Rabe. Aber doch nicht Sie!«

»Sie sind wirklich sehr charmant.«

Sie widmete ihm einen unergründlichen Blick, der ihre Pupillen auf ganz wahnsinnige Weise unnatürlich groß und dunkel werden ließ und Bollmann außerordentlich verwirrte. Denn dieser Blick erinnerte ihn an seine Schwester Mechthild. Genauer gesagt, an ein ganz bestimmtes Stadium ihrer gemeinsamen Kindheit. Mädchen sind bekanntlich früher reif, und da seine Schwester über zwei Jahre älter war als er, hatte sie weit vor ihm jene Landschaft mysteriöser Veränderungen erreicht, in der Kinder ganz plötzlich Abschied nehmen vom Kindsein. Und obwohl sie weiter in ein und demselben Haus lebten, schien sich seine Schwester unvermittelt auf eine Reise begeben zu haben. Ihre Veränderung war ungeheuer, und die Entfremdung, von der der junge Bolli nicht das Geringste begriff, war für ihn beängstigend und faszinierend zugleich. Und wie hatten die Eltern reagiert, die sogenannten Erwachsenen: Darüber, daß ihm so viel an dem Zusammensein mit seiner Schwester gelegen war, an ihrem Aufbruch ins Leben, Aufbruch zu neuen, geheimnisvollen Glücksufern – darüber hatten sie sich keine Gedanken gemacht. Sie fragten ihn nur, warum er sich nicht mit anderen Kindern anfreunden wollte. Das war alles sehr eigenartig und schmerzlich gewesen, zum Glück jedoch war es lange her.

Nun aber, in den Pupillen von Sybille Bast, wurde er plötzlich wieder daran erinnert. Und ein längst vergessenes Mischgefühl aus vager Sehnsucht und beklemmender Unsicherheit klopfte mit leisen Tönen an sein Herz.

Er räusperte sich frei und versuchte, den Faden wieder aufzunehmen.

»Was mich interessieren würde, gnädige Frau, was empfinden *Sie* –« Er mußte sich nochmals räuspern. »Ich meine, was *empfinden* Sie, wenn Sie so drauflos klauen?«

»Wie ich Professor Otto schon gesagt habe«, bekannte sie, schnörkellos und exakt, »empfinde ich dabei so eine Art Erregung.«
»Eine Art Erregung. Aha. Jaja. Genau. Ich meine, so hat es der liebe Kollege mir gegenüber auch skizziert. Jaja.«
»Mehr noch. Es ist für mich eine echte Befriedigung. Das werden Sie kaum verstehen können.«
O doch, dachte Bolli. »Und ob ich das verstehe!« versicherte er. »Ich meine, jeder normale Mensch hat doch schon mal ...« Mit seinen unwahrscheinlich flexiblen Fingern zeichnete er locker ein paar kleptomanische Grundübungen in die Luft.
»Sind Sie sicher?«
»Ganz sicher.«
»Soweit ist Professor Otto nicht gegangen.«
»Typisch! Typisch!«
Das Thema dieser Erörterung nahm ihm langsam die Schwellenangst. Immerhin befand er sich auf seinem Spezialgebiet.
»Der liebe Otti kommt doch mehr von der theoretischen Fakultät. Ich hingegen bin da mehr der Mann der Praxis.«
»Und Sie meinen, Sie könnten mir helfen?«
Wieder dieser Blick.
Was für Pupillen! Was für eine Frau!
»Es wäre mir ein Vergnügen«, sagte der Weihnachtsmann von HORTIE mit großer Aufrichtigkeit, »wenn Sie mir erlauben würden, es zu versuchen.«
Abermals mußte er sich räuspern. Komisch, seit diese Frau die Praxis betreten hatte, konnte er sich des Gefühls nicht erwehren, daß die Luft irgendwie schwerer geworden war. Und das lag ganz sicher nicht nur an ihrer exklusiven Duftnote, ›Panthère de Cartier‹.

»Begeben wir uns also in medias res«, preschte er vor, »was klauen Sie denn so am liebsten?«
»Alles.«
»Alles?«
»Was mir so unter die Finger kommt«, gestand Sybille Bast. »Zeitungen, Marzipanbrote, Wagenheber, Goldhamster...«
Bolli verschlug es die Sprache. »Was denn, Tiere auch?«
»Oh, ja!« Sybille streckte sich. »Letzte Woche zum Beispiel, da war ich im Zoo, in Hellabrunn. Und stellen Sie sich vor, als ich am Raubtiergehege war, da konnte ich plötzlich nicht weiter. Ich kam nicht dran vorbei. Verstehen Sie das?«'
»Verstehe«, nickte Bolli. »Sie haben's einfach nicht geschafft.« Unwillkürlich mußte er an den armen Appelhans denken. Was für seltsame Parallelen. Was für seltsame Menschen. Was für ein seltsamer Zoo diese ganze Menschheit doch war.
»Ich habe wie paralysiert den Tiger angestarrt!« Frau Bast empfand die Situation plastisch nach. Sie kauerte sich auf der Couch zusammen und hatte jetzt selbst etwas von einer gefährlichen Raubkatze. »Ich wollte ihn mitnehmen! Ich konnte an nichts anderes mehr denken. Es war wie ein Zwang, der mich zu ihm hintrieb.«
»Und?«
»Aber da war das Gitter! Ich hätte hinter das Gitter gehen müssen.«
Um Himmels willen, dachte Bolli. Wer geht schon gerne hinter Gitter...
Einen Moment noch verharrte Frau Bast in der ungeheuren Spannung, in die sie sich zurückversetzt hatte. Ihre Pupillen waren wieder sehr groß und sehr dunkel gewor-

den und voller Geheimnisse. Weib, Löwin, Diva, tiefste Nacht oder klarster Morgen.
Bollmann ahnte, daß Freude und Zorn in ihr einschlagen konnten wie ein Blitz. Diese Augen waren ein permanentes Wetterleuchten. Diese Frau, was immer sie tat oder nicht tat, erinnerte an ein Naturereignis.
»Ist das nicht furchtbar?« fragte sie betrübt. »Stellen Sie sich vor, eines Morgens wache ich auf, und was liegt neben mir im Bett? Ein Pinguin!«
»Na, na, na«, Bolli konnte sich diesbezüglich wirklich was Passenderes vorstellen. »Was sagt denn Ihr Mann dazu?«
»Nichts. Der ist tot.«
»Oh, das tut mir leid.«
»Ach«, meinte Sybille traurig. »Ich glaube manchmal fast, es ist besser so. Wenn er erlebt hätte, was aus mir geworden ist, ich glaube, das hätte er nicht überlebt.«
»Seit wann ist denn Ihr Mann schon verstorben?«
»Seit zwei Jahren.«
»Und davor? Haben Sie da auch schon geklaut?«
»Nein«, sagte Frau Bast. »Da hatte ich ja meinen Mann. Zum Festhalten.«
Ja, so einfach war das. Es ist eben nicht gut, daß der Mensch allein ist. Stand schon in der Bibel. Aber, dachte er, das Leben gestaltet sich meistens doch sehr viel anders, als es die Bibel vorsieht. Und dieser Gedanke jetzt war völlig frei von Ironie, sondern einzig und allein das Ergebnis seiner Lebenserfahrung.
»Und jetzt?« Er wechselte das Thema. »Was machen Sie denn mit dem ganzen Zeugs, ich meine, mit Wagenheber, Goldhamster und Marzipanbroten?«
Frau Bast schien sich über diese Frage etwas zu wundern. »Wegschmeißen natürlich! Was soll ich denn damit?«

»Seien Sie mir nicht böse«, insistierte Kollege Bollmann. »Aber warum klauen Sie denn überhaupt? Sie haben doch alles!«
Sybille kräuselte die Stirn.
»Was heißt denn schon haben? Es geht doch nicht darum, was man hat, sondern vielmehr darum, was man gerne hätte!«
Und da war er wieder, dieser unergründliche Blick, und diesmal hielt Bolli ihm stand.
»Jetzt zum Beispiel –« Sie löste sich als erste. »Jetzt hätte ich wahnsinnig gern einen Cognac.«
»Das dürfte wohl kein allzu großes Problem sein. Ich werde nachschauen, ob wir einen da haben. Und wenn nicht –« Bolli setzte sich elegant in Bewegung. »Für Sie würde ich sogar einen klauen! Wenn Sie mich bitte einen Moment entschuldigen würden.«
Sybille ordnete ihre Frisur, an der es nichts zu ordnen gab. Irgendwie gefiel ihr dieser Mann. Sein jungenhafter Charme und seine unkonventionell direkte Art hatten so überhaupt nichts von der professionellen Liebenswürdigkeit Professor Ottos. Die Intensität, mit der dieser Doktor de Witt sich mit ihrem Problem beschäftigte und die Intensität, mit der er sie dabei betrachtete, empfand sie als ausgesprochen schmeichelhaft.
Sie erhob sich von der Couch, um sich ein wenig die Beine zu vertreten. Dabei fiel ihr Blick auf die alte Lederbügeltasche, die einsam und verwaist am Fuße des Schreibtisches lag.
Sybille musterte das olle Ding. Und ganz plötzlich bekamen ihre Augen einen ganz seltsamen Ausdruck. Er hatte etwas von der Sehnsucht eines Zugvogels. Nur einen Moment lang. Dann aber wurde aus der Sehnsucht des Zugvo-

gels auf einmal das Flackern eines Adlers, der zum Sturzflug auf seine Beute ansetzt.
Im nächsten Augenblick griff sie nach der Tasche und preßte sie an ihre Brust, während ihr ganzer Körper von einem massiven Wonneschauer geschüttelt wurde.
Ein kurzes inneres Beben. Derartig plötzlich, derartig innerlich, derartig naturgewaltig wie eine Fata Morgana. Bis sie von hinten den Doktor kommen hörte. Blitzschnell nahm sie ihren Luchs und deckte damit die Tasche zu.
»Darf ich bitten, sich zu laben –«
Bolli kredenzte ein Tablett mit zwei großen Cognac-Schwenkern. »Auf die Elstern und die Raben!«
Er reichte ihr ein Glas und prostete ihr beschwingt zu: »Auf alle kleinen und großen Diebe dieser Welt!«
»Herr Doktor«, Sybilles Stimme klang auf einmal rauh und heiser, »glauben Sie mir, ich weiß beim besten Willen nicht, was ich dagegen tun kann, es überkommt mich immer so bei den unsinnigsten Dingen, und dann *muß* ich es einfach tun!« Sie wirkte jetzt echt verzweifelt. »Sogar in Situationen und Umgebungen, wo ich es ganz bestimmt nicht will, das müssen Sie mir glauben, bitte!« Sie sah ihn flehentlich an.
»Ich glaube Ihnen ja«, versicherte er ihr beruhigend. Am liebsten hätte er ihr seinen Arm um die Schulter gelegt. Und am allerliebsten hätte er ihn dort gelassen. Aber dies war leider nicht der Ort und die Zeit, um sich Schwachheiten zu erlauben.
»Also dann«, Frau Bast drehte sich abrupt auf dem Absatz und nahm ihren Pelz samt Inhalt über den Arm. »Ich danke Ihnen, bis Donnerstag!«
»Wie«, fragte Bolli irritiert, »Sie wollen mich schon verlassen?«

»Ich muß«, brachte Sybille noch heraus, und weg war sie.

Ehe er es so richtig begriffen hatte, hörte Bolli die Tür ins Schloß fallen. So überraschend, wie sie in sein Leben getreten war, so überraschend hatte sie sich auch wieder daraus entfernt. Aber statt darüber erleichtert zu sein, daß er auch diesen Patienten losgeworden war, fühlte sich der Weihnachtsmann von HORTIE eher beunruhigt.
Intuitiv ging er ihr noch ein paar Meter nach, um dann mit einem verwirrten Kopfschütteln stehenzubleiben.
»Schade«, sagte er tonlos vor sich hin. »Schade.«
Er ging zum Fenster, öffnete es und sah hinaus in den einbrechenden Winterabend.
Es schneite und schneite. Der Schnee erreichte die letzten noch unbedeckten Ecken und Kanten der Stadt und deckte sie mit seinem großen weißen Mantel zu. Er hatte keine Eile, er tat es sanft, behutsam und fast zärtlich.
Unten vor dem Haus sah Bolli jetzt Sybille auftauchen. Schneekristalle fielen und zergingen auf ihrem hellen Luchsmantel, und im nächsten Moment verlor man ihn hinter den wirbelnden Schlieren der Flocken aus den Augen. »Also dann«, hatte Frau Bast gesagt und war gegangen.
Also dann, sagte sich nun auch Bolli. Wenn er Fräulein Engel richtig verstanden hatte, dann war sein Gastspiel als falscher Doktor hiermit beendet. Die Luft da draußen schien rein zu sein, er konnte also beruhigt Abschied nehmen. Was beunruhigte ihn also noch?
Er schloß das Fenster wieder und rief nach Fräulein Engel.
»Das wär's dann wohl für heute, oder?«
Sie bestätigte es mit unverhohlener Anerkennung: »Sie haben sie alle geschafft, Herr Doktor!«

»Ich bin sehr zufrieden mit uns«, meinte Bolli. »Aber wie sagt der Volksmund doch so richtig: Wenn's am schönsten ist, sollte man aufhören.«
»Angenehmen Feierabend«, wünschte der blonde Engel und brachte ihm seinen Mantel. »Bis Donnerstag!«
»Bis Donnerstag, Engelchen!« Es tat ihm aufrichtig leid, ihr ein falsches Versprechen geben zu müssen.
»Hauptsache, Sie laufen mir nicht davon«, grinste er. »Ohne Sie möchte ich Donnerstag nicht Patient sein.«
»Oh, danke«, sagte sie artig. »Ich freue mich sehr, mit Ihnen zusammenarbeiten zu dürfen!«
Sie knickste und stöckelte davon.
Mach's gut, Engelchen! Bolli würde sie so schnell nicht vergessen. Die hatte ihm wirklich der Himmel geschickt.
Jetzt aber wandte er sich wieder seinen irdischen Gütern zu. Er betrat noch einmal »sein« Sprechzimmer, um seine Tasche zu holen und sich dann auf Nimmerwiedersehen zu verdünnisieren.
Aber wer beschreibt sein Entsetzen, als er nun zu Boden sah. Weg! Die Tasche war weg! Geklaut! Der Weihnachtsmann von HORTIE wurde blaß. Er spürte, wie alles in ihm gefror. Schwer getroffen sank er im Schreibtischsessel zusammen und starrte dumpf vor sich hin.
Na warte, dachte er. Na warte, du Rabenaas!...

2

»Na, wie war's?« erkundigte sich Frau Bollmann, »hast du einen schönen Tag gehabt?«
»Wie man's nimmt«, meinte Bolli erschöpft und hängte den Mantel an den Haken. »Der Herr hat's gegeben, der Herr hat's genommen, die Wege des Herrn sind unergründlich.« Und vor allem die Wege der Dame Bast, dachte er.
Alter Spinner, dachte Frau Bollmann. Aber sie hatte längst aufgehört, sich über ihn noch zu wundern. Sein Leben war für sie schon seit vielen Jahren undurchschaubar geworden. Und sie überließ es anderen, die sie nicht kannte, sich darüber Gedanken zu machen oder auch nicht. Sie war schon froh, wenn er hin und wieder mal bei ihr vorbeikam. Seine Besuche fanden so unregelmäßig statt wie wohl sein ganzes Leben. Aber das war seine Sache. Er war schon immer ein komischer Heini gewesen, und das würde sich mit zunehmendem Alter wohl kaum ändern. Hauptsache, er ließ sich überhaupt noch sehen.
Jeder Tag mit ihm war nach wie vor ein besonderer Tag, voller Überraschungen, voller Erinnerungen. Und Erinnerungen sind bekanntlich das einzige Paradies, aus dem man nie wieder vertrieben werden kann. Sie liebte ihre gemeinsamen Erinnerungen. Und sie liebte ihn, wie sie ihn immer geliebt hatte, so wie man eben seinen einzigen Bruder nur lieben kann.

»Du siehst müde aus, Felix. Willst du nicht ein Bad nehmen? Dann gebe ich dir Zimmer drei.«
»Ein Bad wäre nicht schlecht.« Er nahm den Schlüssel entgegen und drückte ihr dankbar die Hand.
»Warte«, sagte sie, »ich geb dir noch was zum Entspannen mit.« Sie verschwand kurz im Vestibül, um gleich darauf mit einem Fläschchen Kräuterölbad zurückzukommen.
»Nimm zwei Verschlußkappen davon, und die Welt sieht gleich wieder ganz anders aus.«
»Danke, Mechthild.«
Bolli wußte schon, warum er immer wieder zu ihr kam. Die Frühstücks-Pension am Englischen Garten, die sie führte, bedeutete für ihn nicht nur einen ideal unauffälligen Schlupfwinkel mit natürlichen Fluchtwegen direkt hinterm Haus, sie war für ihn auch immer so was wie ein Ausflug in behütete Vergangenheit.
»Ich mach dir inzwischen einen Tee«, sagte Mechthild.
Mechanisch folgte Bolli ihr in die Küche, die ganz vollgestopft war mit Regalen, Borden, Wandschränken, Tischen, Herd, Grill, Kühlschrank, Staubsauger, Geschirrspüler, einem Bonsai-Bäumchen und sehr vielen Teesorten.
»Assam oder Earl Grey?«
Bolli nickte nur. Ihre Bewegungen waren weich und geschmeidig und so vertraut. Er stand einfach da, unschlüssig und unfähig, irgend etwas anderes zu tun als Mechthild im Weg rumzustehen und mit seinen Tennisschuhen kleine Pfützen zu hinterlassen – auf eigenartige Weise angezogen von der Wurzel einer Gemeinsamkeit, die er immer dann besonders spürte, wenn sein eigener Weg wieder mal in eine Sackgasse zu münden schien.
Er sah zu, wie seine Schwester den Tee bereitete, beobachtete, wie die getrockneten, faltigen Blätter in der Kanne das

Wasser aufsaugten und sich langsam entfalteten. Erst als Mechthild einen Schritt zurücktrat und beinahe über seine Füße strauchelte, wandte er sich endlich um und ging aufs Zimmer.
Während das Wasser in die Badewanne lief und Bolli sich darin lang ausstreckte, fühlte er sich um Jahrzehnte zurückversetzt in ein Stadium seiner Kindheit, in dem sein Leben ausschließlich darin zu bestehen schien, alles zu erfüllen, was seine ältere Schwester ihm riet und vormachte. Sie war ein so durch und durch gutmeinender und vernünftiger Mensch, daß Bolli durch sie den Magnetismus von Geradlinigkeit und Vernunft zumindest kennengelernt hatte. Aber irgendwann hatte dieser Magnetismus seine Anziehungskraft für ihn verloren – nicht zuletzt vielleicht auch dadurch, miterleben zu müssen, wie seine Schwester mit all ihrer Güte und Vernunft eine gefaßte, aber keineswegs eine glückliche Frau geworden war. Alle Männer, die ihr in ihrem Leben begegnet waren, hatten sie eigentlich immer nur als Raststätte benutzt, und kaum hatten sie sich psychisch und physisch bei ihr aufgetankt, waren sie weitergezogen. Komisch, Mechthild war ein Mensch, der einem immer gut tat – aber gleichzeitig auch immer leid tat. Das heißt, so komisch war das eigentlich gar nicht.
»Feine Melisse zur Entspannung und Beruhigung von Körper und Organismus« stand auf dem Plexiglasfläschchen. Fast verträumt sah Bolli zu, wie die honigfarbene Essenz im sprudelnden Wasserfall zerflockte. Und mit dem warmen Wasser und dem milden Melissenduft gelang es ihm tatsächlich, langsam zu relaxen und die Flut seiner wirren Gedanken einzudämmen.
Irgendwo hatte er mal gehört, daß der Mensch unter Wasser doppelt so leicht sein soll als sonst. Oder sogar dreimal

so leicht? Wie auch immer, er spürte, wie seine Verspannungen und die aufgewühlten Hirnströme peu-à-peu von einem wohltuenden Verschwimmen eingelullt wurden. Er tauchte so tief in das Wasser hinein, daß es an den Wannenrand schwappte und lustig und zuversichtlich gluckerte. Er überlegte, ob er die Haare waschen sollte, wo sie sowieso schon halb naß waren. Aber er war einfach zu faul dazu. Und plötzlich hatte er eine große Lust, faul sein zu wollen.

Als Mechthild den Tee brachte, dachte sie, er sei mit offenen Augen in der Wanne eingeschlafen, so ruhig und entspannt lag ihr Bruder in seinem Melissenschaum. Und sie dachte, daß er, wie er da lag, doch ein außerordentlich guterhaltener Mittfünfziger war. Schlank war er wieder geworden, durchtrainiert und braungebrannt. Viel zu braun für diese Jahreszeit. Und sein Gesicht war für einen offenbar so überzeugten Junggesellen viel zu charmant. Von wem hatte er eigentlich diesen sensiblen, aber so lebendigen Mund? Die Augen jedenfalls waren eindeutig Opas Augen. Augen, die es faustdick hinter den Ohren hatten! Seine dunklen, dichten Haare hatten – auch ohne daß er sie gewaschen hatte – einen angenehmen Seidenglanz, und was immer er auch an haarsträubenden Situationen erlebt haben mochte, Mechthild wußte es ja nicht, aber auch ohne es zu wissen, wußte sie's natürlich, nichts in der Welt hatte ihn bis heute dazu gebracht, sich graue Strähnen wachsen zu lassen. Vermutlich wußte das die Schranke seiner inneren Stärke zu verhindern, die Schranke seiner klugen, sanft-stählernen Eisvogelaugen.

Wirklich ein gelungener Mensch, dachte Mechthild mit jenem Stolz, der nur älteren Schwestern vorbehalten zu sein scheint, jenem gewissen Stolz, der sie ab irgendwann

völlig überzeugt sein läßt, daß sie die eigentlichen Mütter des jüngeren Bruders sind.
»Schön hier bei dir«, sagte ihr jüngerer Bruder. »In so einer Wanne hab' ich schon lange nicht mehr gelegen.« Das war noch eine mit Durchmesser! Eine schöne große aus der guten alten Zeit, nicht so ein enges Vogelbad wie in all diesen anonymen Ketten-Hotels. Das »Gästeheim am Englischen Garten« war für Bolli wirklich noch so was wie ein letztes Stück heiler Welt. Wie hatte das Engelchen in der Praxis gesagt »eine ruhige Oase, wo man seine Ängste guten Gewissens an der Garderobe abgeben kann«. Deshalb arbeitete er so gerne mal in München.
»Laß dir nur Zeit, Felix«, sagte seine Schwester mit ihrem beruhigenden, etwas schwerfälligen Organ. »Ich mach uns dann was Feines zum Abendessen. Und wenn du Lust hast, dann erzählst du mir ein bißchen, was du in letzter Zeit so alles verbrochen hast.«
»Ich glaube, dazu bin ich heute zu müde«, sagte ihr Bruder.
»Dann vielleicht ein anderes Mal«, sagte sie ohne jeglichen Anflug von Beleidigtsein. »Hast du Lust auf ein schönes Tartar?«
»Immer.« Er nickte ihr dankbar zu.
Und dann war er wieder allein mit sich und seinen jetzt viel ruhiger strömenden Gedanken. Er mischte Tee und Rum zu gleichen Teilen und trank, so heiß er konnte. »Ahhhhhhhhhhhhh...« Er empfand eine so tiefe innere Wohligkeit, daß er sie jetzt, in diesem Moment, gegen nichts in der Welt bereit gewesen wäre, einzutauschen. Nicht einmal gegen seine Tasche, jetzt, in diesem Moment. Dreiundneunzigtausend Mark gegen ein bißchen Melisse, Rum und Earl Grey...

Er lächelte. Ein ganz gelöstes, zufriedenes Lächeln. Denn irgendwie empfand er jetzt wieder dieses Hans-im-Glück-Gefühl, wie er es selbst bezeichnete, das ihn sein ganzes bewegtes Leben über begleitet und nie richtig verlassen hatte. Und es war wohl wirklich immer nur diese glückliche, innere Zufriedenheit, die ihn davor bewahrte, in den Gefahren umzukommen, in die er sich begab. Er schien, im Gegenteil, jeder noch so riskanten Situation in einem Maße gewachsen zu sein, als sei sie ihm nie fremd, sondern irgendwo schon einmal vorgekommen. Mehr noch: als sei sie ihm sogar irgendwie vorbestimmt.

Und so hatte er, gemäß jener weisen Erfahrung, daß der direkteste Weg zum Glück der Umweg sei, alle Umwege seines Lebens dazu genutzt, seiner ursprünglichen Neugierde und seiner ebenso ursprünglichen Begabung zur Lebenslust mehr sinnlich als sinnvoll zu entsprechen. Für ihn war das Leben nichts anderes als eine große, theatralische Komödie, die mit Logik und Gerechtigkeit nicht sehr viel zu tun hatte, die man also um Himmels willen nicht so ernst nehmen durfte, sondern nur als eine Reise betrachten sollte, eine Durchreise seinetwegen, die man so amüsant wie möglich bewältigen mußte.

Und das tat er. Nun, schon im fünfundfünfzigsten Jahr und vielleicht auch im fünfundfünfzigsten Job. Er wußte es nicht mehr so genau. Er wechselte seine Jobs und seine Identitäten, wie man seine Hemden wechseln sollte, nach Qualität und persönlichem Stil.

Und so war Felix Bollmann, wenn man so will, tatsächlich ein Nachfahre von Hans-im-Glück. Und daß er ausgerechnet auf den Namen Felix getauft worden war, was auf lateinisch ja »Der Glückliche« heißt, – vielleicht war auch das kein Zufall, sondern vorbestimmt, wer weiß . . .

Seine unrühmliche Schulzeit hatte er zunächst gegen einen sehr kurzfristigen Ruhm als Schauspieler eingetauscht. Wie alle seine Tätigkeiten, handelte es sich auch hier nur um eine flüchtige Karriere, aber sie übte ungemein fürs Leben. Denn Schauspieler sind ja keine normalen Menschen. Dieser Job ist im Grunde eine ständige Herausforderung für jeden Psychotherapeuten, und so gesehen schloß sich heute für Bolli schon wieder ein Kreis. Schauspieler müssen von Natur aus schizophren sein. Kein normaler Mensch nimmt doch andauernd fremde Gestalten an, versenkt sich in lauter verschiedene Charaktere, empfindet lauter fremde Lüste und Qualen, fremde Gedanken, fremde Triebe. Spricht überzeugend Worte, die ein anderer erfand, ist nie er selber, ist tausend fremde Kreaturen in einer. Nein, nein, ein Schauspieler muß verrückt sein, von Berufs wegen. Aber damit befindet man sich natürlich in bester Gesellschaft. Nicht nur der Weihnachtsmann von HORTIE war Schauspieler gewesen , sondern auch der letzte Präsident der Vereinigten Staaten und der Papst. Und die beiden, muß man doch zugeben, waren ja auch sehr lebenstüchtige Zeitgenossen.

Außer der Schauspielerei hatte Felix der Glückliche noch viele andere Talente und Möglichkeiten in sich entdeckt und ausgeübt und immer wieder eingetauscht gegen andere Talente und Möglichkeiten, gegen immer neue Blüten aus dem offenbar unerschöpflichen Garten seiner Phantasie.

Die Entdeckungsreise durch den Kosmos des eigenen Individuums war für ihn derartig spannend, daß er es nie fertiggebracht hatte, diese Reise freiwillig zu unterbrechen, um irgendwo anzukommen, auf dem Abstellgleis einer soliden Existenz vielleicht. Und so war er immer wieder neu aufgebrochen zu neuen Ufern, neuen Entdeckungen, neuen Überraschungen, neuen Lüsten, neuen Nöten, neuen Sehnsüchten, neuen Erkenntnissen und neuer Moral. Hatte sich immer wieder neu gehäutet, sich neu ausprobiert. Hatte seine Tätigkeiten immer wieder eingetauscht gegen verlockendere Tätigkeiten und die verlockenderen Tätigkeiten gegen noch verlockendere Untätigkeiten, an den verlockendsten Schauplätzen dieser Welt, ohne Rücksicht auf Gewinne, Verluste und Tabus.

Wenn man nur ein Leben zur Verfügung hatte, dann mußte in dieses Leben doch so viel Leben rein wie nur irgend möglich!

Nur einmal, ein einziges Mal hatte man die Chance zu leben, also einsteigen und Augen öffnen und los, bis zum Abwinken! Bloß keine Zeit verlieren, fürs Leben gibt es nun mal keine große Vorbereitung, keine Generalprobe. Mit dem allerersten Atemzug läuft unerbittlich der Countdown, das durfte man, bitteschön, nie vergessen.

Und dieses Bewußtsein und die uferlose Neugierde aufs Leben verbanden sich in Bolli zu einem so vehementen Motor, daß er immer wieder neu Gas geben mußte, um so viel Neugierde wie möglich in sich zu befriedigen. Gerade weil er nicht einsehen konnte und mochte, daß der Mensch, dieses doch komplizierteste Lebewesen, das es gab auf der Welt, daß der Mensch tatsächlich nur für ein einziges Leben gedacht sein sollte. Ein großes Herz, ein einfallsreiches Gehirn und ein intakter Körper für nur ein einziges Leben? Nein, das war ihm entschieden zu wenig, das konnte und mochte er so nicht akzeptieren. Dann eben Leinen los! Druff! Und Butter bei die Fische! wie man in seiner norddeutschen Heimat zu sagen pflegte.

Und das, was ihn früher an der Schauspielerei so gereizt

hatte, unentwegt in die verschiedensten Charaktere eindringen und somit mehrere Leben leben zu können, das hatte ihn werden lassen, was er war.
Aber was war er nun eigentlich?
Schwer zu sagen. Die, die ihn lieb hatten, bewunderten ihn wegen seines Charmes, seiner Lebensweisheit und seines unbekümmerten Lächelns, mit dem er jedes Abenteuer seines Lebens bisher scheinbar mühelos gemeistert hatte. Und mit dieser Ausstattung von Charme, Phantasie, Weisheit und Witz hielt er die Welt zum Narren. Und die Welt war von ihm begeistert oder schockiert. Nannte ihn einen Tausendsassa oder einen Tunichtgut, Schlawiner oder Schwindler, Desperado oder Dieb, Hallodri oder Hochstapler, Phantast oder Verbrecher. Und je öfter er mit dem Rücken zur Wand stand, je häufiger er totgesagt wurde, desto munterer lebte er weiter.
Mit ungebrochenem Optimismus griff er immer wieder hinein in die Wundertüte des Lebens, um sich und seinen Mitmenschen immer neue Überraschungen zu bescheren. Und den einen bescherte er Träume, und den anderen bescherte der Alpträume, das ließ sich nun mal leider nicht immer vermeiden. Und so würden sich die Geister an ihm so lange scheiden, solange er sich und die Umwelt noch mit seiner prallen Lebenslust beglückte.
Felix der Glückliche, ein Mann mit vielen Namen, ein »Mystery Man«, für den es bis jetzt noch keinen Schlüssel gab, außer vielleicht in der Bibel: »Unstet und flüchtig sollst du sein auf Erden« heißt es doch im 1. Buch Mose . . .
Und so hatte er bisher sein Leben verbracht, unstet und flüchtig, aber glücklich. Ein Hans-im-Glück unserer Jahre. Ein bißchen Münchhausen, ein bißchen Eulenspiegel, ein bißchen Schwejk, ein bißchen Molière und ein bißchen

Striese, ein bißchen Peter Voss, ein bißchen Felix Krull – ein bißchen von all diesen, das war's wohl, was ihn zu dem machte, was er war. Ein Mann zumindest, dem nichts Menschliches fremd war.

Ich muß ihn fassen! Wenn ich ihn nicht zur Strecke bringe, werde ich niemals zur Ruhe kommen in meinem Leben ... Kriminalhauptmeister Eugen Maiwald saß aufrecht im Bett und tat etwas, was er erst zweimal in seinem Leben getan hatte: Er rauchte eine Zigarette.
Das erstemal war's 1945, im letzten Kriegsjahr, als er als fünfzehnjähriger Pimpf zum Volkssturm eingezogen war und in einem Schützenloch im Bayerischen Wald auf den Befehl zur großen Offensive gegen die Amis gewartet hatte. Und dann jene Januarnacht anno 1956, als er bei minus siebzehn Grad vor dem Haus seiner einzigen großen Liebe gestanden hatte, zitternd vor Kälte und krank vor Wut über seine Hilflosigkeit, sich Elia, – so hieß die Angebetete – nach einem gemeinsamen Kinobesuch zu offenbaren. Da hatte er sich eine Packung »Juno« aus dem Automaten gezogen und eine an der anderen angesteckt. Und mit jedem dieser Glimmstengel erlosch die Hoffnung auf ein zwischenmenschliches Glück in seinem Leben, denn es sollte sich herausstellen, daß Maiwald über jene Elia niemals würde hinwegkommen können.
Und nun war er dabei, zum dritten Mal dem Laster des Nikotins zu frönen, das für ihn mit so schlimmen, prägenden Einschnitten in seinem Leben verbunden war. Dieser Rückfall konnte nur eine weitere Fatalität bedeuten. Aber er wußte sich keinen anderen Rat mehr, wie er seine strapazierten Nerven in dieser Nacht sonst noch hätte betäu-

ben können, nachdem weder Schoko-Riegel noch Fondant-Hütchen etwas geholfen hatten und nicht einmal zwei Flaschen Diät-Pils.
Maiwald inhalierte, so tief er konnte, und spürte erleichtert, wie ihm langsam übel wurde.
Na endlich, dachte er. Nur zu. Dieses Weihnachtsfest werde ich sowieso nicht mehr erleben. Es sei denn –
Ich muß ihn fassen!
Es schüttelte ihn durch Herz und Brustbein. Ich will ihn fassen!
Wenn ich mir jemals etwas wünschen dürfte – nur ihn, den Weihnachtsmann von HORTIE!
Er wußte nicht, was ihm schwerer auf dem Magen lag, die Zigarette oder die Chance, sich in die Ermittlungen nach dem Kaufhausdieb einschalten zu dürfen. Was hatte Dr. Gaisreiter ihm da bloß angetan!
Die Leidensgeschichte Eugen Maiwalds mit dem Heiligen Nikolaus ging bis in die frühesten Ecken seiner Kindheit zurück. Schon als Sechsjährigem ging ihm dieses ganze zickige Zeremoniell mit Warst-du-auch-immer-recht-brav-versprich-dich-zu-bessern-und-nun-sag-schön-dein-Sprüchlein-auf an die Substanz, weil es seine angeborene Lernschwäche aufdeckte und statt zartschmelzender Milchschokolade und süßwürzigen Lebkuchen immer erst die Rute gab. Und mit dem albernen Brauch, die Schuhe vor die Tür zu stellen, war nicht nur die Verpflichtung verknüpft, die Schuhe zu putzen, sondern auch die Gegenleistung, umfassende Schuldgeständnisse und läppische Sinnsprüche zu liefern. Ansonsten drohte die Verschleppung im Sack.
Nein, wenn es wirklich für jedes Lebewesen einen natürlichen Feind gab – dann war es für Maiwald diese prähistori-

sche Schießbudenfigur im grellroten Filzumhang. Sie hatte ihm so sehr seine Kindheit versaut, daß er sich nichts sehnlicher wünschte, als erwachsen zu werden. Und kaum hatte er das geschafft, war er endgültig von dieser Vogelscheuche erledigt worden.
Manchmal, wenn Maiwald so allein im Bett lag und Zimtsterne futterte oder Geleekonfekt, wünschte er sich, er wäre tausend Jahre früher geboren worden, bevor dieser verdammte Nikolauskult seinen unheiligen Siegeszug im Abendland angetreten hatte. Oder besser noch, er wünschte sich, er wäre nie geboren worden.
Von draußen hörte er, wie eine Boeing 727 über die Dächer von Trudering donnerte. Die letzte Maschine nach Berlin. Maiwald kannte den Flugplan in- und auswendig. Oh, wie ihm dieser Fluglärm auf die Nerven ging, dieses Trudering, diese Wohnung, dieses Leben! Aber was ihm wohl am meisten auf die Nerven ging, war die Vorstellung, daß die 727 da draußen über die Dächer von Trudering ins Leben entschwebte, nach Berlin, in die Stadt, wo sich von allen Städten der Welt momentan wohl das meiste Leben abspielte, wirkliches Leben, gelebtes Leben!
Er, Maiwald, kannte nur Bilder vom Leben. Bilder aus dem Fernsehapparat. Eigenes Er-Leben von einem Leben, das sich lohnte zu leben, kannte er nicht. Dieses Leben war an ihm vorbeigegangen. Das bißchen, was ihm bestimmt war, hatte er nicht genießen können. Er hatte es immer nur abgedient, abgebürgert, abgesessen. Brav und erfolglos. Aus seinem Bett in Trudering zur Polizei in der Ettstraße. Und von der Polizei zurück vor den Fernseher und wieder ins Bett. Jahraus, jahrein.
Eugen Maiwald lachte so laut und bitter auf, daß die Aschensäule seiner Zigarette vor Schreck auf die Bettdecke

fiel. Welche Lücke, quälte es den nikotinbenommenen Polizisten, würde er hinterlassen, wenn er so abtrat. Und er mußte an den Titel des Buches denken, das der Kollege Schermbach im K 211 gerade las: »Das Abenteuer der Existenz.« Was war denn mit dem »Abenteuer« seiner Existenz? Dieses angebliche Abenteuer würde zu Ende sein, bevor es überhaupt begonnen hatte. Denn wenn er ehrlich war, und er fühlte sich jetzt ehrlicher denn je, dann hatte er sein Dasein nie richtig spüren können. Also hatten auch seine Mitmenschen sein Dasein nie spüren können.
Er machte sich noch eine dritte Flasche Diät-Pils auf und tat sich mit einem Mal wahnsinnig leid. Nicht, daß er denen, die es besser hatten, den Spaß am Leben nicht gönnte. Hauptsache, sie ließen ihn damit in Ruhe. Aber was für beneidenswerte Menschen mußten das sein, die ihr Leben liebten! Deren Existenz ein Abenteuer war!
Und wenn er ganz, ganz ehrlich war, dann mußte er zugeben, daß er doch ganz gern mal einen von diesen Abenteurern kennengelernt hätte, die da im Karussell des wirklichen Lebens mitfuhren und es zu genießen wußten. Wie gesagt, er war nicht mißgünstig.
Das heißt, einem von diesen Abenteurern, dem gönnte er nichts! Keine freie Sekunde gönnte er dem! Und dabei war er sicher, daß gerade der sich da draußen einen tollen Lenz machte und sein unseliges Leben in einer Weise genießen würde, daß es eine Schande war.
»Ich muß ihn fassen!« stöhnte er. »Wenn es mir doch gelingen würde, dieses Individuum dingfest zu machen.«
Eugen Maiwald zog so zittrig an seiner Zigarette wie an einem Joint. Und bei dem Gedanken an den Weihnachtsmann von HORTIE spürte er, daß irgend etwas in ihm doch noch lebte. Solange dieser Mann noch auf freiem Fuß war

und solange er, Maiwald, noch die Chance hatte, ihm vielleicht doch noch die Hand auf die Schulter zu legen, solange brannte in der Dunkelheit seines Hasenherzens doch noch ein Flämmchen . . .

Gottfried Lauer erging sich in Galgenhumor: »So eine Sauerei kann uns zum Glück erst wieder Heiligabend passieren, wenn sich der nächste Räuber als Christkind verkleidet.«

Sehr witzig, dachte Maiwald, bemühte sich aber dennoch um ein kleines, lockeres Lächeln. Immerhin wußte er, was für ihn auf dem Spiel stand und durfte es sich auf keinen Fall mit dem HORTIE-Chef verderben.

Der allerdings schien diesen Versuch gründlich mißzuverstehen. »Haben Sie Zahnschmerzen?« fragte er. »Kopfschmerzen sollten Sie haben. Kopfschmerzen, daß es nur so brummt! Lieber Herr Kommissar, ich muß Ihnen ja wohl nicht sagen, daß jetzt nicht nur der Ruf meines Hauses schwer angeschlagen ist, sondern auch der Ihre!«

Jetzt wäre Maiwald bestimmt ein wunderbares Lächeln gelungen – zum ersten Mal hatte ihn jemand mit »Herr Kommissar« angesprochen und machte sich auch noch Sorgen um seinen Ruf. Aber genau der gebot ihm, sich das Lächeln zu verkneifen. »Zur Sache, Herr Lauer!«

Er zückte sein Notizbuch und wurde sehr ernst. »Was können Sie mir zum Tathergang berichten? Aber bitte genau. Was Ihre Leute gestern so von sich gegeben haben, das habe ich bereits als Frühstückslektüre genossen.«

»Wir haben leider nicht die geringste Möglichkeit, die Berichterstattung der Journalisten zu beeinflussen, Herr Maiwald.«

Ein Name, mit dem man jetzt rechnen mußte, machte sich

der Polizeihauptmeister selber Mut. Er hatte die ganze Nacht vom »Abenteuer seiner Existenz« geträumt und dementsprechend unruhig geschlafen. Aber der Nikotin- und Diät-Pils-Kater verlieh ihm jetzt immerhin eine so interessante Stimme, als hätte er beim Zähneputzen mit Reißnägeln gegurgelt.

»Ich kann mir nicht vorstellen«, sagte er, »daß Sie sich über die Presse von heute sehr gefreut haben. Für den Weihnachtsmann von HORTIE waren das ausgezeichnete Kritiken, aber Sie und wir sind doch jetzt die Deppen der Nation. Daß dieser Überfall Schlagzeilen machen würde, das war vorauszusehen, aber nach den Berichten, die mir vorgelegt worden sind, kann man sich des Eindrucks nicht ganz erwehren, daß die Sicherheitseinrichtungen Ihres Hauses in unverantwortlicher Weise vernachlässigt worden sind.«

»Pardon«, meldete sich ein schlanker Smartie in einem olivfarbigen Seidenanzug zu Wort, der sich vorhin als der PR-Manager vorgestellt hatte, »aber diesen Eindruck kann ich beim besten Willen nicht teilen. Außerdem habe ich selbst auf die Reporter nicht den geringsten Einfluß, ich kenne sie nicht.«

»Jetzt kennen Sie sie«, versetzte Maiwald und gönnte sich heimlich einen Anflug von Schadenfreude. Geteiltes Leid ist halbes Leid. Aber gemeinsam konnte man ja auch stark sein! »Vergessen wir das«, entschied er gnädig. »Schauen wir nicht zurück, schauen wir nach vorn! Wir sind ja auch noch da.« Wenn er so in die Runde guckte, konnte er eigentlich das Gefühl haben, hier einen ganz guten Eindruck zu machen.

»Bitte, Herr Mello!« Gottfried Lauer erteilte das Wort seinem Kassenleiter, der entweder Asthmatiker oder noch immer unter Schock zu sein schien.

»Also, das – das war so –«, begann er kurzatmig. »Wir waren gerade dabei, die Mittagsabrechnung zu machen, in der Hauptkasse, siebter Stock, als Herr Schniedrich, einer unserer Angestellten, plötzlich loslachte und sagte: »Schaut mal, da kommt der Nikolaus, der Nikolaus!«

»Weiter!« Der Direktor hüstelte nervös. »Erzählen Sie dem Herrn Kommissar ganz genau, wie es sich abgespielt hat.«

»Ich habe zunächst auch noch sehr freundlich reagiert«, gab Kassenleiter Mello zu, »weil schon vier oder fünf unserer Handwerker sich als Nikolaus verkleidet hatten und ihre Späße gemacht haben, und für besonders gelungene Scherze pflege ich sozusagen im Sinne des Betriebsklimas immer mal ein Fläschchen Schampus zu spendieren.«

»Prost!« sagte Maiwald. »Und dann?«

»Und dann, ja dann steuerte er den offenstehenden Tresor an, Tresor an und begann, in aller Seelenruhe, die Geldbomben in seinen Jutesack zu stopfen. Die Kollegen haben natürlich alle an einen Scherz geglaubt. Bis es mir dann zu bunt wurde. Schluß jetzt! habe ich ihn angeherrscht. Jetzt g'langt's! Aber da drehte er sich um, der Kerl, und hatte plötzlich eine Pistole in der Hand.«

»Eine Spielzeugpistole«, korrigierte Maiwald. »Wie in Altötting und Ingolstadt.« Und vor zwanzig Jahren in München.

»Und so seelenruhig, wie er gekommen ist«, ergänzte Gottfried Lauer, »so seelenruhig hat der Bursche mit seiner Beute den Kassenraum auch wieder verlassen.«

»Ich hab natürlich schnell geschaltet«, versuchte Herr Mello noch eine späte Rechtfertigung. »Schnell geschal-

tet. Überfall! hab ich geschrien. Überfall in der Hauptkasse! Sofort Türen schließen und Paternoster einstellen!«
»Jaja«, schnitt Lauer ihm das Wort ab. »Das Ergebnis ist uns bekannt. Der Mann ist spurlos verschwunden.«
»Also ganz so spurlos nun doch nicht«, schaltete sich Eugen Maiwald wieder ein und schmückte sich mit der einzigen Spur, die Hauptkommissar Weidinger und seine Leute gesichert hatten. »Am Balkongitter haben wir immerhin das Seil sichergestellt, das mit einem Karabinerhaken befestigt war. Ich gehe davon aus, daß sich der Täter vermutlich vom Balkon auf ein Flachdach über der Schlosserstraße abgeseilt hat und von dort über die Dächer geflüchtet ist. Wenn man sich vergegenwärtigt, was für ein dichter Schneefall zur Tatzeit geherrscht hat, muß man zugeben, daß es sich hier um einen außergewöhnlich gewandten Mann handelt.«
»Wenn Sie ihn gefaßt haben«, meinte Lauer sarkastisch, »dann können Sie ihm ja das Goldene Sportabzeichen verleihen.« »Ob wir ihn fassen«, konterte Maiwald mit einem so barschen Ton, daß er sich selber wunderte, dazu fähig zu sein, »das hängt weitgehend von Ihnen ab. Von Ihnen und Ihren Mitarbeitern. Was haben Sie sonst noch beobachtet? Was für Zeugen können Sie mir bieten? Jeder scheinbar noch so unbedeutende Hinweis könnte von größter Wichtigkeit sein. Also bitte, meine Herren, ich höre.«

»Entschuldigen Sie bitte, mein Herr, aber wir schließen gleich!« –
Bollmann schrak empor und wußte einen Moment lang überhaupt nicht mehr, wo er sich befand.
Er befand sich noch immer auf einer der schneckenhausartig angelegten Leseinseln der Buchhandlung Hugendubel –

seit mindestens acht Stunden. Nur schwer kehrten seine Gedanken in die Wirklichkeit zurück. Zu seiner Überraschung stellte er fest, daß er seit acht Stunden nicht daran gedacht hatte, etwas zu essen oder zu trinken oder aufs Klo zu gehen. Und wunderte sich, daß es also offenbar doch möglich war, ohne diese sogenannten natürlichen Bedürfnisse auskommen zu können. Und diese Erkenntnis war immerhin der Beweis, daß man ihm als Pennäler doch unrecht getan hatte; da hatte der junge Bolli es im Religionsunterricht nämlich gewagt, zu fragen, ob der Herr Jesus eigentlich auch wie ein gewöhnlicher Mensch »gemußt« hätte. Die Klasse hatte ihn ausgelacht, und der Religionslehrer hatte ihm einen Tadel wegen ungebührlichen Verhaltens ins Klassenbuch geschrieben, eine Antwort aber hatte er nicht bekommen. Dabei hatte er keinen Mist machen wollen, es hatte ihn wirklich interessiert. Nun wußte er's. Man konnte also sehr wohl auf alles verzichten, man mußte sich nur vollkommen in eine andere Welt versenken.

Die Welt, aus der Bolli jetzt so profan zurückgeholt worden war, hatte ihn in einer Weise gefangengenommen, wie er es nicht für möglich gehalten hätte. Eigentlich wollte er nur ein bißchen was Wissenschaftliches über das Phänomen der Kleptomanie erfahren und war in einen Dschungel geraten. In den Psycho-Dschungel, in die obskuren Gefilde der Psychotherapie. Und je mehr er sich darin verirrt hatte, je mehr Fachbücher er sich ausgeliehen und sich darin vertieft hatte, desto stärker fühlte er sich inspiriert. Und der Tag hatte so uninspiriert begonnen. Mit einem wunderbaren Sechs-Gänge-Frühstück zwar, das Mechthild ihm im Bett serviert hatte, aber leider auch mit einer ziemlich massiven »vegetativen Ermüdung«, wie Bolli diagnostizieren mußte. Er fühlte sich unschlüssig und konzeptionslos. Das passierte ihm nicht oft, aber wenn es passierte, dann gab es für ihn nur eins: abwarten und inspirieren lassen. Wodurch oder wovon, das würde sich schon finden.

»Ich bleib noch ein bißchen«, hatte er seine Schwester also wissen lassen und war nach einer kurzen Presseschau durch den tief verschneiten Englischen Garten in die Stadt gestapft, um sich im Strom der Leute inspirieren zu lassen. Ein Kinobesuch im Royal-Filmpalast hatte ihn nicht sonderlich inspiriert. »Verbrechen und andere Kleinigkeiten«, hieß der neue Streifen von und mit Woody Allen, aber der erschien Bolli doch sehr neurotisch zu sein.

Der Spielplan der Münchner Theater inspirierte ihn auch nicht, der erschien ihm allzu einseitig: Im Prinzregententheater gab es »Die Räuber«, im Nationaltheater »Orpheus in der Unterwelt« und im Theater am Gärtnerplatz »Die diebische Elster«. Und damit war er wieder beim Thema gewesen, und seine Füße hatten ihn zu Hugendubel getragen, mit einem Hauch von nostalgischer Wehmut. Denn diese Großbuchhandlung war einmal ein Kino gewesen, und der Weihnachtsmann von Hortie hatte seine Existenz einmal als Schauspieler gefristet, und in dieser Eigenschaft hatte er in den späten 50er Jahren hier an dieser Stätte an einer Filmpremiere teilnehmen dürfen. Eine glanzvolle Uraufführung mit rotem Teppich, Polizeikordon und hysterischen Fans. Die Hysterie galt den beiden Hauptdarstellern des Films, den großen Stars Claus Biederstaedt und Karin Dor. Er, Bollmann, war nur in einer Nebenrolle als Taschendieb zu sehen.

Aus Nostalgie also war er zu Hugendubel gegangen, und weil er ein bißchen was Wissenschaftliches über Sybille

Bast erfahren wollte, die Frau, die eine Dame war, aber deren Habsucht alles andere als damenhaft war. Was für eine Frau! Irgendwo in dieser Stadt verlustierte sie sich jetzt mit seiner Tasche. Warum hatte sie das getan? Sie brauchte das Geld doch überhaupt nicht. Was hatte sie vor? Würde er jemals erfahren, warum? Eins ahnte er: Einem Menschen wie ihr war alles zuzutrauen. Was er ihr allerdings nicht zutraute, komischerweise, war, daß sie mit dem Geld einfach zur Polizei gehen würde. Eine derartig naheliegende Reaktion konnte er sich bei ihr ehrlich nicht vorstellen. Aber wie würde sie reagieren? Wie reagierte eine solche Person? Konnte man diesem Phänomen an Hand von Fachliteratur vielleicht näherkommen?
Und so war er auf die Suche gegangen und in den Psycho-Dschungel geraten, auf seiner Leseinsel bei Hugendubel. Und staunte: Kinder, Kinder, in was für einer Welt lebten wir eigentlich! Wenn das stimmte, was er da gelesen hatte, womit er sich seit Stunden beschäftigte, dann war jeder dritte Mensch bei uns in der Bundesrepublik in seinem Seelenhaushalt gestört. Auf gut Deutsch: Jeder Dritte bei uns hat 'ne Meise! Das mußte man sich mal vorstellen: Jeder Dritte! Jeder Dritte gebeutelt von Depressionen, Neurosen und Psychosen. Aber jedem konnte geholfen werden. Stand da. In den Büchern. Eine Unzahl von psychotherapeutischen Praktiken und Theorien behaupteten, Abhilfe schaffen zu können. Was es da nicht alles gab: Urschrei-Therapie, Gestalt-Therapie, Sex-Therapie, Analyse, Hypnose, Buddhismus, Autogenes Training, Sensitives Training, Gruppentraining. Und so weiter und so fort. Aber wer um alles in der Welt sollte sich da noch auskennen?
Das einzige, was Bolli im Laufe der letzten Stunden wirklich begriffen hatte, war die erstaunliche Tatsache, daß er

einen ganzen Nachmittag lang bei Professor Otto die Leute verarschen konnte, ohne daß es einer gemerkt hatte. Im nachhinein schien ihm das doch ein sehr bezeichnendes Symptom für diese Branche zu sein.
Was für eine Branche! –
Bolli kam es bald so vor, als ob diese ganze komische »Psychologie« ein Gesellschaftsspiel war, das alle anderen Spiele glatt in die Tasche steckte. Daß daran ausgerechnet seine Tasche dran glauben mußte, das wurmte ihn. Und irgendwie war er jetzt geneigt, die Schuld aus diesem schmerzlichen Verlust, nach allem, was er da heute so gelesen hatte, mehr der modernen Psyche zuzuschreiben als Sybille Bast, diesem zauberhaften Rabenaas.
Ein armer Mensch eigentlich. Dabei so reich – ein Jammer! Eine so symphatische Person. Aber was macht diese symphatische Person? Sie klaut! Klaute ihm einfach seine Tasche. Ihm, dem Weihnachtsmann von HORTIE . . .
»Pardon, aber wenn Sie noch weiterlesen möchten, dann müssen Sie die Bücher jetzt an der Kasse bezahlen!« Schon wieder der Zerberus von eben. »Wir machen in zwei Minuten zu.«
Aber Bolli brauchte keine zwei Minuten mehr. Wichtige Entscheidungen in seinem Leben war er gewohnt in Bruchteilen von Sekunden zu fällen, er mußte nur inspiriert sein. Jetzt war er inspiriert.
»Natürlich bezahle ich die Bücher!« sagte er. »Was dachten Sie denn?«
Der Entschluß, den er soeben gefaßt hatte, erschien selbst ihm außergewöhnlich riskant, aber trotzdem stieg seine Begeisterung von einer Sekunde zur anderen. Er hatte soeben beschlossen, morgen noch einmal in die Praxis zurückzukehren als Doktor de Witt.

Wenn er überhaupt noch eine Chance haben wollte, die Frau mit seinen sauer verdienten 93 000 Mark wiederzusehen, dann mußte er wohl oder übel den Laden von Professor Otto so lange übernehmen, bis diese hinreißende diebische Elster wieder auftauchte. Dieser Frau, diesem unergründlichen Rabenaas, traute er wirklich alles zu, sogar, daß sie wiederkam.
Bolli stellte sich an der Kasse an und ließ sich alles einpakken, was er sich hatte raussuchen lassen: »DER PSYCHOPATH – DAS UNBEKANNTE WESEN«, »DER GANZ NORMALE WAHNSINN«, »LEHRJAHRE AUF DER COUCH«, »ELTERN, KINDER UND NEUROSEN«, »MEIN SEXUELLES ICH UND DEIN PERVERSES DU« ergaben summa summarum zweihundertundvierundachtzig Mark achtzig.
»Halt!« rief Bolli, »Sie haben da noch das gelbe Paperback vergessen, das gehört mir auch.«
Und er paßte auf, daß ihm auch noch diese Neuerscheinung aus der »edition eichenau« eingepackt wurde, die den Titel trug: »FÜRCHTE DEINEN NÄCHSTEN!«

Die Blumen waren so unglaublich schön, daß der Fleurop-Bote, der sie in die Psychotherapeutische Praxis von Professor Otto brachte, ernsthaft bezweifelte, daß dieser Strauß wirklich von Fleurop sein sollte: Von weißen Rosen gerahmt und mit Gerbera garniert, brannten üppige, majestätische Feuerlilien in einem Meer von weißem Flieder. Ein wunderschöner Strauß, aber offenbar auch ein zweifelhafter Strauß. Denn nicht nur dem Blumenboten war dieses Bukett nicht ganz geheuer, sondern auch Fräulein Engel, für die es gedacht war.
»Für mich?« fragte sie ungläubig und wußte gar nicht,

wohin mit all dieser floristischen Pracht. Blumenvasen waren ziemlich rar in der Praxis. Neurosen gab's täglich, aber Rosen nur sehr selten.
»Kommen Sie doch herein!« forderte sie den jungen Mann auf, aber der lehnte dankend ab.
»Neenee, lieber nicht«, meinte er. »Ich hab ja nichts, ich meine, ich bin nicht krank.« Und weg war er. Ohne Trinkgeld.
Aber Fräulein Engel bemerkte es kaum, denn sie hatte das beiliegende Kärtchen entdeckt und schüttelte gerührt den Kopf: Na, das ist mir vielleicht einer!
Es klingelte. Da war er schon, sie zupfte sich den Kittel zurecht und kontrollierte schnell noch einmal ihr Make-up im Taschenspiegel.
»Guten Morgen, Herr Doktor!«
»Morgen, Engelchen!«
Der Weihnachtsmann von HORTIE trug heute einen etwas unauffälligeren Mantel, dafür aber eine sehr auffällige Sonnenbrille. Den Hut hatte er tief in die Stirn gezogen. Er wirkte äußerst übernächtigt.
»Mein Gott, wie sehen Sie denn aus?« erschrak Fräulein Engel.
»So geht's mir auch«, sagte Bolli. »Sechsunddreißig Stunden habe ich kein Auge zugetan. Den ganzen schönen freien Mittwoch und die halbe Nacht.«
»Warum denn nicht?« Sie schielte zu den Blumen im Cellophanpapier.
»Hausaufgaben«, erklärte der falsche Doktor. »Habe versucht, mich auf die Patienten vorzubereiten.« Besonders auf den einen. »Sozusagen Dienst am Kunden.«
»Aber das haben Sie doch gar nicht nötig«, behauptete Engelchen.

»Danke für die Blumen.«
»Nein«, protestierte sie. »Ich habe Ihnen zu danken!«
»Wofür denn?«
Sie strahlte ihn an. »Na, für die Blumen!«
Bolli setzte die Sonnenbrille ab. »Welche Blumen?«
»Na die da!« Sie deutete auf den Acryltisch. »Sie haben mich richtig beschämt!«
»Was reden Sie denn da?«
»Aber Doktor de Witt! Ihr Name war doch auf dem Kärtchen.«
Bolli spürte, daß seine Nerven heute morgen wirklich ein wenig dünn waren. Bei aller Liebe, die ausgeschlafene Fröhlichkeit seiner Assistentin ging ihm etwas auf den Keks.
»Liebes Fräulein Engel«, sagte er dezidiert. »Ich versichere Ihnen, daß Sie mir außerordentlich sympathisch sind. Aber ich bin weder verantwortlich für irgendwelche Blumen noch für irgendwelche Kärtchen.«
»Entschuldigen Sie bitte.« Nun war sie doch ein bißchen verlegen. »Es tut mir furchtbar leid, aber da liegt dann wohl eine Verwechslung vor. Auf dem Kärtchen stand nämlich –«
»Ich bin nicht neugierig.«
»Verzeihung.« Sie nahm die Blumen, um sie aus seinem Blickfeld zu entfernen.
»Sagen Sie mir lieber: Hat sich Frau Bast schon gemeldet?«
»Nein«, antwortete das düpierte Engelchen. »Sollte sie?«
O ja, das sollte sie! wünschte sich der Weihnachtsmann von HORTIE. Aber in das verständnislose Gesicht seiner Sprechstundenhilfe hinein sagte er nur: »Hätte ja sein können, daß sie abgesagt hat.«
»Die hat bisher noch nie einen Termin abgesagt. Die nimmt ihre Kleptomanie ausgesprochen ernst.«

»Ja, leider. Ich meine, leider ist sie ein sehr haltloser Mensch. Deshalb liegt sie mir therapeutisch ganz besonders am Herzen, wenn Sie verstehen, was ich meine.«
»Ich verstehe.«
»Sind Sie so lieb«, bat Bolli, »und machen mir einen besonders starken Kaffee?«
»Täßchen oder Kännchen?«
»Eimerchen!«
Und schon konnte Engelchen wieder lachen und verschwand in der Küche, um sich ganz besondere Mühe zu geben. Sie konzentrierte sich so sehr auf den Wiedergutmachungskaffee, daß sie die Klingel überhörte und damit ihren wahren Rosen-Kavalier nun leider verpaßte.

»Oh . . .« Bolli blieb wie angewurzelt an der Praxistür stehen. »Sie sind es.«
Auch Doktor de Witt schien überrascht zu sein. Er hatte sicher damit gerechnet, daß Fräulein Engel ihm aufmachen würde.
»Ja, ich, ich bin zufällig gerade in der Gegend«, stammelte er, »und da wollte ich nur mal kurz vorbeischauen.« Er schaute sich nervös im Wartezimmer um. »Ich wußte nicht, daß Sie allein sind . . . Fräulein Engel ist nicht da?«
»Doch, doch.« Bolli spürte, daß er höllisch auf der Hut sein mußte.
»Doch?« Doktor de Witt sah sich neugierig nach ihr um.
»Ja natürlich, aber Sie sind ja sicher nicht ihretwegen gekommen.«
»Nein, nein, es ist nur, wie soll ich sagen . . .« Endlich hatte er einen Einfall. »Es ist wegen meiner Habilarbeit. Sie waren ja so freundlich, mir Ihren Rat anzubieten.«

Ach du dicker Vater, dachte Bolli. »Das war vielleicht ein bißchen voreilig von mir«, gab er der Wahrheit die Ehre. Wissen Sie ...« Er suchte händeringend nach einer halbwegs plausiblen Ausflucht, aber zu seiner Erleichterung winkte der andere schon ab.

»Ach, wissen Sie, es liegt mir im Grunde völlig fern, Sie damit in irgendeiner Weise zu inkommodieren. Ich wollte, wie gesagt, nur ...« Abermals hielt er Ausschau nach Fräulein Engel. »Also, wenn es Ihnen lieber ist, dann komme ich gern lieber ein andermal wieder!«

»Wie Sie meinen«, meinte Bolli erleichtert und dankte seinem Schutzengel. Er öffnete einladend die Tür, um den Quälgeist wieder zu verabschieden, aber plötzlich wurde er übermütig.

»Vielleicht verraten Sie mir aber doch mal andeutungsweise, worum es geht«, hakte er nach. »Es würde mich schon interessieren, ob wir in gewissen Grundsatzfragen übereinstimmen.«

»Nun ja«, bekannte der angehende Professor, »ich sehe das Individuum in einem ständigen Austauschprozeß zwischen dem Streben nach Autonomie und sozialer Interdependenz.«

»Aha«, schmeckte Bolli nach. »Ja, ja, so in etwa sehe ich das auch.«

»Ich möchte in meiner Arbeit dahingehend verstanden werden«, holte de Witt aus, »daß die Betonung der Autonomie auf Kosten anderer letztendlich die Hoffnung auf eine Gesellschaft zerstört, die –«

»Aber was wären wir ohne Hoffnung?«

»Pardon?«

»Was wären wir ohne Hoffnung?« sagte der Weihnachtsmann von HORTIE und fügte in aller Ehrlichkeit hinzu:

»Was mich betrifft, ohne das Prinzip Hoffnung wäre ich ganz bestimmt nicht mehr hier. Das können Sie mir glauben.«
»Ah ja, so, so.« Doktor de Witt war völlig aus seinem Konzept geraten. »Sie glauben also –«
»Genau das glaube ich!«
Der Habilitant schaute ihn einen Moment lang verständnislos an, sah dann aber gerade darin eine willkommene Möglichkeit, sich verdrücken zu können. »Ich verstehe!« Er drückte ihm unvermittelt die Hand. »Ich danke Ihnen. Guten Tag!« Raus war er.
Komischer Kauz, dachte Bolli. Vielleicht war der wirklich nicht ganz dicht.
Fräulein Engel kam mit dem dampfenden Kaffee, und damit schien auch seine Konzentrationsfähigkeit wieder vollständig zurückzukehren. »Wer kommt denn als erster?« fragte er unternehmungslustig.
Engelchen stellte fest, daß Frau Carrera eigentlich schon da sein müßte.
»Apropos«, Bolli befleißigte sich eines professionell-autoritären Tonfalls. »Ich habe Ihnen das Buch von ihr wieder mitgebracht, diesen ›STURM IM WASSERBETT‹.«
»Und hat es Ihnen gefallen?«
»Das unterliegt meiner ärztlichen Schweigepflicht«, sagte Bolli mit strenger Miene. »Ich habe diese Sauerei ja nicht zu meinem Privatvergnügen gelesen. Die Dame ist schließlich meine Patientin.«
»Da kommt sie!« Fräulein Engel drückte auf den elektrischen Türöffner.
»Höchste Zeit«, bemerkte Bolli und warf sich in den weißen Kittel. »Wir haben ja noch gar nichts geschafft heute!«

Claudia Carrera trug ein lila Kaschmir-Ensemble von ausgesucht müder Morbidezza. Und wieder fiel Bolli auf, wie perfekt diese Frau sich schminken konnte. Damit unterstrich sie die ohnehin schon sehr starken Konturen ihres Gesichts mit den schräggeschnittenen haselnußbraunen Augen und den hochgestellten Backenknochen. Der große sinnliche Mund war mit einem altrosa Lippenstift nachgezeichnet, was seine Sinnlichkeit fast verniedlichte und somit natürlich noch sinnlicher machte.
Bolli wußte, was Damen mit hohen Backenknochen und schräggeschnittenen Haselnußaugen im Leben für Verheerungen anrichten konnten, als ob sich dieser Typ Frau immer gleich verhalten würde. Kühl, souverän und selbstbewußt. Aber wehe, wenn es einem vergönnt war, solche Frauen näher kennenzulernen! Er hatte das oft genug erlebt, aber zum Glück nicht am eigenen Leib. Gott sei Dank war er gegen diesen Typus immun. Und deswegen konnte er die Faszination solcher Frauen ganz objektiv werten.
»Grüß Gott, Frau Carrera. Ich habe mich schon sehr auf Sie gefreut!« begrüßte er sie und bewunderte ganz objektiv den winzigen kleinen Hut mit einem frechen Schleier, den sie auf ihr Haar gesetzt hatte, das in weichen, karminroten Wellen bis auf die Schultern fiel.
»Ich hoffe«, sagte sie mit ihrer sensiblen, tiefdunklen Stimme, »daß Sie heute ein bißchen mehr Zeit für mich haben als vorgestern.«
»Kommen Sie. Zeit ist Geld«, meinte Bolli in der abenteuerlichen Hoffnung, daß sich heute noch im Lauf der Zeit Sybille Bast mit seinem Geld melden würde. Komisch, sein Gefühl signalisierte ihm, daß sie tatsächlich wieder aufkreuzen würde. Und dieses Gefühl erfüllte ihn

gleichzeitig mit Unbehagen und Erwartung. Vor allem aber mit großer Neugierde.

»Geld macht mir momentan weniger Sorge«, äußerte Prinzessin Kaschmir. »Das Weihnachtsgeschäft läuft beängstigend gut.« Sie sagte das verblüffend freudlos, aber völlig unkokett. »Als ob es keine richtigen Autoren mehr gibt. Überall liegen Berge von meinen Büchern. Vor allem in den Kaufhäusern.«

»Ach ja? Das ist mir gar nicht aufgefallen.«

»HORTIE am Hauptbahnhof löchert mich unentwegt mit Angeboten für Lesungen und Signierstunden.«

»Gute Idee«, fand Bolli. »Eine kleine Ablenkung würde denen jetzt sicher gut tun.«

»Nein danke«, lehnte die Bestseller-Queen ab. »Ich kann diesen Laden nicht leiden.«

»Kommt natürlich darauf an«, meinte Bolli, »was man sich von denen erwartet. An sich ist er ganz gut sortiert.«

»Ach, ich weiß nicht.« Sie fuhr sich nervös durch ihre Haare. »Ich will meine Ruhe haben.«

»Das kann ich Ihnen allerdings nachfühlen«, nickte der Weihnachtsmann von HORTIE. »Sollen die doch sehen, wie sie ohne uns glücklich werden.« Und damit war er beim Thema. »Was nun uns betrifft, liebe Frau Carrera; ich habe über Sie nachgedacht. Und ich bin zu dem Ergebnis gekommen, daß ich Ihre doch sehr spezifische Persönlichkeitsstruktur etwas anders sehen möchte als mein großer Kollege Otto.«

»Anders? Wie anders?«

»Sozusagen ohne Bikini.«

»Ohne Bikini?«

»Ja«, sagte Bolli. »Der läuft uns ja nicht davon.«

Er wußte noch nicht wie, aber irgendwie würde er diese

Sitzung auch ohne Striptease hinkriegen. Wenn er bloß wüßte, was die eigentlich hier wollte. Aber das würde er schon aus ihr rauskriegen. Nicht umsonst wurde in den meisten Büchern, die er jetzt durchgeackert hatte, immer wieder die Chance der Gesprächstherapie beschworen. Gespräch war immer gut. Und die Therapie würde sich dann schon von ganz allein ergeben. Da hatte er gar keine Bange.

»Ohne Bikini? Ich verstehe nicht.« Da war sie wieder, diese flackrige Unsicherheit. Was für ein merkwürdiger Zwiespalt zwischem ihrem so souveränen Auftreten und ihrer inneren Unfreiheit, dieser Angst. Das mußte ja ein ziemlicher Schlamassel sein, in dem diese Verbal-Akrobatin sich befand.

»Wenn ich Ihnen weiterhelfen soll«, sagte Bolli in beruhigendem Baß, »dann scheint es mir unerläßlich, daß wir beide uns vollkommen unvoreingenommen gegenübertreten, damit wir miteinander warm werden können, mal so ausgedrückt.«

»Ohne Bikini?«

»Ausnahmsweise.«

»Also gut«, rang sie sich durch, »wie Sie meinen. Ich vertraue Ihnen.«

Bolli konnte sich zwar wirklich nicht erklären, womit er ihr Vertrauen verdient hatte, aber er war eitel genug, daß es ihn ehrte. »Also, packen wir's an!«

Aber sie hatten die Rechnung ohne den King gemacht.

Noch bevor sie das Sprechzimmer erreichten, stand der Finanzbeamte Appelhans alias Elvis Presley auf der Matte.

»Hallo Fans!« grüßte er freundlich und brachte Fräulein Engel an den Rand eines Herzinfarkts.

»Du lieber Himmel!« rief sie erschrocken und schlug die

Hände vor's Gesicht. »Ich hab die Termine durcheinander gebracht, ich hab Salat gemacht.«
»Ich esse alles«, sagte der King und freute sich auf seine Sitzung.
»Mein Gott, ist mir das peinlich«, murmelte Engelchen vor sich hin und wagte gar nicht, den Doktor anzusehen.
»Nun mal keine Panik«, verbat sich Bolli. »Was ist denn passiert?«
»Ich habe Frau Carrera und Herrn Appelhans zur selben Zeit bestellt.« Sie konnte es gar nicht fassen, denn das war ihr noch nie passiert.
»Na und?« griff die Bestseller-Autorin ein. »Dann muß Herr Appelhans eben noch mal wiederkommen.«
»Was heißt hier Appelhans?« ereiferte sich nun der. »Appelhans! Appelhans! Ich hör immer Appelhans!«
»Ganz ruhig, Elvis«, schlichtete Bolli, »Take it easy!«
»Okay, Chef, aber ich gehe nicht!«
»Ich erst recht nicht!« beharrte die Carrera pikiert.
Fräulein Engel würgte fassungslos an ihrer Fehlleistung.
»Mein Gott, ist mir das peinlich. Was machen wir denn nun?«
»Das ist doch gar keine Frage – Ladies first!«
Wenn man erlebte, wie knallhart egoistisch Prinzessin Kaschmir sich ins Zeug warf, konnte man sich schwer vorstellen, daß sie sich in großen seelischen Nöten befand.
»Das interessiert mich nicht«, polterte Appelhans, »ich bin Künstler.« Das konnte man sich allerdings auch nur schwer vorstellen.
Kinder, wo bin ich bloß gelandet, dachte Bolli und schüttelte den Kopf.
»Was sollen wir denn jetzt tun?« jammerte Engelchen. »Sie können doch nicht beide gleichzeitig behandeln.«

»Warum eigentlich nicht?« Bolli ging ein Licht auf. »Wieso kann ich das nicht? Gruppentherapie!«

»Gruppentherapie?«

»Noch nie was davon gehört? Macht doch heutzutage jeder!«

»Aber so etwas haben wir hier noch nie gemacht.« Sie erschauerte regelrecht.

»Nein? Dann wird es aber höchste Zeit«, meinte er trokken.

»Lassen Sie mich nur machen.«

Er zwinkerte ihr vertraulich zu, schnappte sich seine beiden Patienten und schleppte sie ab in die Ordination.

Fräulein Engel staunte nicht schlecht. So was von einem dynamischen Vertreter!

Wie hatte Professor Otto doch gesagt – immer wieder hielt sie sich das Telefonat vor Augen –: »Seien Sie ganz beruhigt, Engelchen, Doktor de Witt ist ein verläßlicher Mann, auch wenn er Ihnen vielleicht etwas merkwürdig vorkommen wird. Er arbeitet sicher mit sehr unkonventionellen Methoden.« – Und hatte sie dem Professor nicht versprochen, sie sei auf alles gefaßt, sie könne so schnell nichts erschüttern? – Also bitte! – Ob Professor Otto wohl auch den Bruder kannte? Wenn die Blumen nicht vom Doktor waren, dann mußten sie doch von ihm sein. Wie sollte sie sich bloß dafür bedanken? Sie konnte doch nicht fragen. Sie würde es nicht wagen, den Doktor noch mal auf die Blumen anzusprechen. Ob er wohl noch mal wiederkommen würde, dieser Bruder? Aber auch wenn nicht, dieses Gesicht würde sie so schnell nicht vergessen können. Diese intensiven, leicht melancholischen Augen, diese Ernsthaftigkeit. So mußte man also sein, um verrückt zu sein? Je mehr sie darüber nachdachte, desto deutlicher kam ihr zum Bewußtsein, *wie* verrückt es doch zuging in dieser Welt.

Wie zwei Streithähne auf der Stange hockten Frau Carrera und Herr Appelhans nebeneinander auf der Couch, und Bolli mußte seine ganze suggestive Autorität in die Waagschale werfen, um ein frühzeitiges Fiasko dieses Tages zu verhindern.

»Nun hört mir mal gut zu«, begann er drauflos zu dozieren, was ihm jetzt angesichts dieser schwierigen Situation so in den Sinn kam: »Nichts auf dieser Welt ist zufällig«, behauptete er, »nicht einmal der Zufall ist zufällig. Und deshalb ist es auch kein Zufall, daß wir drei hier zufällig zusammengekommen sind.« Psychofutter à la Bollmann. Er wunderte sich selber über das, was ihm da so locker über die Lippen ging, eine Wundermischung aus allem, was bei ihm von der Lektüre seiner Fachbücher hängengeblieben war und aus all dem, was ihn in fünf Jahrzehnten die eigene Erfahrung gelehrt hatte. »Was wissen wir denn voneinander?« fragte er rhetorisch. »Gar nichts! Sie kennen ihn nicht. Er kennt Sie nicht. Und ihr beide kennt mich nicht.« Dem Himmel sei's gedankt. »Aber jetzt sind wir uns nun mal begegnet.«

»Per Zufall«, hatte Appelhans begriffen.

»Eben! Und warum?«

»Weil ihr Probleme habt! Und wenn man Probleme hat, dann ist man sehr allein. Noch mehr allein, als man sowieso schon ist. Und was braucht man, wenn man so allein ist? Menschen. Menschen, die einen verstehen, denen man sich mitteilen kann. Also eine Gruppe. Und wir drei, wir sind jetzt so eine Gruppe. Wir sind reif für eine Gruppentherapie.«

»Aber wie stellen Sie sich das vor?« unterbrach ihn die frustrierte Bestseller-Autorin. »Ich kann mich doch nicht vor ihm ausziehen!«
»Warum denn nicht?« fragte Appelhans. Was hatte die eigentlich gegen ihn?
»In der Gruppe ziehen wir uns natürlich nicht körperlich aus«, beruhigte Bolli Prinzessin Kaschmir, »sondern seelisch!«
Schade, dachte Appelhans. Dufte aussehen tut sie ja, die blasierte Kuh.
»Um aus uns herausgehen zu können, müssen wir erst mal in uns gehen. Wir müssen einfach mal miteinander reden. Das ist doch eines der ganz großen Probleme unserer Zeit; die Menschen reden ja nicht mehr miteinander.«
Das stimmt, dachte Claudia. Wenn ich reden könnte, dann brauchte ich nicht zu schreiben.
»Aber wir dürfen uns nicht entmutigen lassen«, fuhr Bolli fort in seiner Eigenschaft als der optimistischste Mensch, den er selber kannte. »Wir müssen optimistisch bleiben! Ich gebe zu: Der Pessimist hat zwar meistens recht, aber nie Freude. Der Optimist hat zwar meistens unrecht, aber Freude hat er immer! Und deshalb müssen wir optimistisch sein. Das ist die beste Voraussetzung für eine erfolgreiche Gruppentherapie: Optimismus und Vertrauen!«
»Okay Chef, ich bin dabei!« Appelhans reichte ihm bewegt die Hand. »Ich trau dir.«
»Danke, Elvis. Aber du mußt nicht nur mir vertrauen, sondern auch ihr.«
»Alles klar.« Er bot auch Claudia seine Pfote an. Aber die bekam ihre Widerhaken noch immer nicht unter Kontrolle.
»Na, kommen Sie, Frau Carrera«, wirkte Bolli behutsam

auf sie ein. »Stellen Sie sich einfach vor, unser Freund Elvis ist ein ganz normaler Mensch, zu dem Sie ein ganz ursprüngliches Vertrauensverhältnis haben. Stellen Sie sich vor, er ist für Sie so eine Art Vaterfigur.«
»Nein!«
In einem überraschenden hysterischen Anfall sprang Claudia Carrera von der Couch auf. »Nein-nein-nein-nein-nein-nein-nein!«
»Aber was haben Sie denn? Frau Carrera!«
»Es tut mir leid, es tut mir leid, es tut mir leid!« Was für Vulkane in dieser Frau schlummerten. »Aber zu einer Vaterfigur könnte ich niemals Vertrauen haben, niemals!«
Appelhans war vor Schreck mit aufgesprungen und folgte der hysterischen Dame wie ein Hündchen durch den Raum.
»Moment mal«, stotterte er, »ich will ja gar nicht Ihr Vater sein.«
»Entschuldigen Sie«, erwiderte Claudia mit fahrigen Gesten, »aber mein Vater ist der schlimmste Mensch, der mir jemals begegnet ist. Solange ich lebe, steht er mir im Wege. Was ich auch anfange, er macht mir alles kaputt.«
»Warum?« wollte Appelhans wissen.
»Seit ich denken kann, behandelt er mich wie ein kleines Kind. Er will einfach nicht wahrhaben, daß ich ein erwachsener Mensch bin. Es ist zum Verzweifeln, ich kann tun, was ich will, beruflich und in meinem Privatleben, ich komme einfach nicht an ihm vorbei.«
Appelhans blieb stehen und legte den Kopf zur Seite wie ein Bleßhuhn, wenn Gewitter aufkommt.
»Das ist ja wie bei mir.«
»Wieso, haben Sie auch so'n Vater?«
»Nee, aber so 'ne Kantine...«

»Eine was?«
Bolli sah sich genötigt, ins Gruppengespräch einzugreifen.
»Es ist so«, moderierte er. »Unser Freund Elvis hat das Problem, daß er in der Kantine nicht am Tisch seiner Vorgesetzten vorbeikommt.«
»Warum denn nicht?«
Appelhans schwieg betroffen. Aber jetzt wollte Bolli es wissen. Vertrauen gegen Vertrauen.
»Hast du gehört, Elvis? Wa-rum-denn-nicht?« skandierte er. »Das ist es. So, gnädige Frau, setzen Sie sich mal da an den Schreibtisch, und du, Elvis, du gehst auf den Stuhl.« Er selbst rückte sich einen kleinen Hocker zurecht. »Und jetzt erzähl mal. Hast du immer noch soviel Angst vor der Kantine?«
»Nee.«
»Nee?«
»Nee«, sagte Appelhans. »Ich geh einfach nicht mehr essen.«
Bolli fiel fast vom Hocker.
»Nee, Chef«, erklärte der Finanzbeamte aus der Abteilung Hundesteuer. »Ich hab's noch mal versucht, so wie du gesagt hast. Ich hab mir die ganze Bande aus der Nähe betrachtet und mir vorgestellt, daß sie nicht am Mittagstisch sitzen, sondern in der Sauna. Nackt und häßlich und so.«
»Gut so!«
»Ja von wegen!« Appelhans schnaufte verächtlich. »Auf einmal ist die alte Frau Jaegel aufgestanden und hat mich vor allen Leuten laut gefragt: ›He, Appelhans, was glotzen Sie denn so, wir sind doch hier nicht in der Sauna!...‹«

Bolli schlug die Hände vors Gesicht und schielte zum Krankenblatt. Er wußte natürlich, daß Unglücksraben im Grunde alterslos sind, aber jetzt interessierte ihn doch mal, wie lange dieser arme Mensch sich schon durchs Leben quälte.
»Appelhans, Marc Jürgen. Geboren am 20. Januar 1954 in Kaiserslautern«, las er.
1954. Was war 1954? Was wußte er noch von 1954?
Da war Bolli gerade neunzehn Jahre alt, und mit Kaiserslautern war auch irgendwas. Ach ja, der 1. FC Kaiserslautern war Deutscher Fußballmeister, und Deutschland wurde 1954 Fußball-Weltmeister über Ungarn. Und Mao Tsetung wurde Präsident in China. Und Theodor Heuss zum zweitenmal Bundespräsident. Und Bolli hatte sich in der Universität der Freien und Hansestadt Hamburg eingeschrieben, um Tierarzt zu werden. Mein Gott, ja, das hatte er schon fast vergessen. Aber dann hatte er in der »Esplanade« den Film »Kinder, Mütter und ein General« gesehen mit Ursula Herking und Ewald Balser und Claus Biederstaedt. Und das hatte ihn so berührt, daß er noch am gleichen Abend beschloß, sein Universitätsstudium gegen eine Schauspielausbildung einzutauschen, und fünf Jahre später, tatsächlich, hatte er, Bolli, selbst eine Filmpremiere, zusammen mit eben jenem Claus Biederstaedt aus »Kinder, Mütter und ein General« in München. In dem Kino, das jetzt kein Kino mehr war, sondern eine Buchhandlung, die Buchhandlung Hugendubel, wo er gestern acht Stunden verbracht hatte, um sich für die Rolle vorzubereiten, die er jetzt gegenüber diesem armen Menschen spielte, der Marc Jürgen Appelhans hieß, sich für Elvis Presley hielt, und der am 20. Januar 1954 in Kaiserslautern geboren worden war.

Was Bolli nicht wußte, war, was Appelhans von seinem Geburtsjahr wußte. Appelhans wußte, daß die Welt in dem Jahr, als er geboren wurde, ganz anders war, als alle Leute damals dachten. Weil keiner von denen wirklich wissen wollte, was geschehen war. Es war das Jahr, in dem ein Kleidungsstück namens T-Shirt zum Kleidungsstück wurde und ein Entenschwanz zur Frisur. Es war das Jahr, in dem die Sehnsüchte verrückt wurden und Ausdruck fanden in schmierigen Jeans, schwarzen Lederjacken und Motorradstiefeln. In dem es einen Film plötzlich gab, der den Titel trug »Der Wilde«. Und der Wilde war Marlon Brando, mit dem anständige Menschen nichts zu tun haben wollten. Es war das Jahr, in dem drüben in Amerika alle Jungs »Le-Roy«, »Floyd« oder »Elvis« hießen. Und es war, schließlich und endlich, das Jahr, in dem eine Schallplatte aus Schellack auf dem ersten Platz der Hitparaden landete und von dort oben eine Brandfackel um die Welt warf, für die es wert war, geboren zu werden. Der Knabe Appelhans wurde geboren, als die Legende Elvis geboren wurde. Und dieser Legende zufolge hat nie wieder ein weißer Künstler mit so viel Seele, so viel Wehmut, so viel unterdrückter Lust und so viel morbidem Schmerz gesungen. Mit all diesen inneren Kräften also, die Appelhans in sich spürte, für die er aber kein Ventil fand, um sie freilegen zu können.

»Ja und jetzt? Was ist jetzt, Elvis, gehst du nun überhaupt nicht mehr essen oder was?!«
»Nee, Chef, ich bin doch nicht verrückt.«
»Aber das ist doch keine Lösung!« polterte Bolli unvermittelt los. So sehr war er auf einmal betroffen, so sehr tat ihm dieser liebe Tor plötzlich leid. »Mensch, Elvis, du

darfst doch nicht dauernd wegrennen! Du mußt dich endlich den Problemen stellen! Sonst wirst du niemals zu dir selber finden, das sag ich dir!«
Appelhans nickte erschrocken. Er hing an Bollis Lippen. Er vertraute ihm. Er konnte ihn sich gut als seinen Manager vorstellen, als seinen ganz persönlichen »Colonel Tom Parker«, der mit jovialem Lächeln schwungvoll saftige Millionenverträge unterschrieb.
»Du mußt dich stellen, Elvis! Nur so hast du die Chance, dich selbst zu finden!«
Appelhans war jetzt nicht mehr erschrocken. Er hörte ganz ernsthaft zu. Der Elvis seiner wundgescheuerten Sehnsüchte kannte keinen Schmerz, keine Einsamkeit und keine Niederlagen. Der Elvis in seinen Tagträumen, im Finanzamt München I, Abteilung Hundesteuer, war einfach das schüchterne große Kind mit der großen Gitarre – »Guitar Kid«. Und wie er jetzt hier so auf dem Schreibtischstuhl saß, so sah er sich eigentlich auf der Ladefläche eines klapprigen Lastwagens sitzen, in einen gigantischen Sonnenuntergang am Mississippi schauen und davon träumen, daß ein Show-Boat vorüberzog und ihn endlich entführte in die Welt der bunten Lichter, in die Welt der rauschhaften Nächte und der sinnesbetörenden Applaus-Orgien. In die eigentliche Welt des Marc Jürgen Appelhans.
»Wir dürfen die Hoffnung nicht aufgeben!« sagte Colonel Bollmann. »Weder in der Kantine noch im Bikini.«
»Wieso denn im Bikini?«
Claudia senkte betroffen den Blick.
»Na los, Frau Carrera, jetzt sind Sie dran!« ermunterte Bolli.
»Muß ich?«

Bolli schüttelte sanft den Kopf. »Überhaupt nicht. Aber wir hatten doch gesagt, wir wollten Vertrauen zueinander haben, oder?«
Appelhans rückte mit seinem Stuhl ein Stück an sie heran. »Ich vertraue Ihnen«, sagte er treuherzig.
»Sehen Sie!« freute sich Bolli, der Gruppen-Therapeut. »Und ich auch! Stellen Sie sich vor, daß ich genauso wenig über Sie weiß wie unser Freund Elvis. Wenn ich Ihnen helfen soll, dann kann das nur funktionieren, indem ich Ihnen ganz spontan beikomme. Also bitte, entspannen Sie sich.«
»Das fällt mir schwer, wenn ich an meinen Vater denke.«
Bolli spendierte ihr einen aufbauenden, warmherzigen Blick: »Ich bin ja auch noch da!«
Und langsam lösten sich bei ihr die Schalen ihres Komplexes. »Seit ich denken kann«, konstatierte sie dunkel, »behandelt mich mein Vater immer nur als sein ›liebes kleines Mädchen‹, aber daß sein ›liebes kleines Mädchen‹ nicht ein Leben lang nur ›sein liebes kleines Mädchen‹ bleiben will, das kann oder will er einfach nicht kapieren, dieser ignorante Patriarch. Sieben Bücher habe ich mittlerweile geschrieben, jeder Roman ein Bestseller. Aber er, er hat nicht einmal das erste Buch zu Ende gelesen.«
»Da ist ihm aber ganz schön was entgangen«, meinte Bolli mit ernsthaftem Nachdruck. »Ihr ›Sturm im Wasserbett‹ hätte ihn sicher ganz schön zerzaust.«
Claudia sah überrascht zu ihm hinüber. »Haben Sie's etwa gelesen?«
»Na klar«, bekannte Bolli. »Ich bin doch nicht Ihr Vater.«

»Und was sagen Sie dazu?«
»Wenn ich Ihr Vater wäre, würde ich sagen: Typisch!«
»Typisch?« Claudia stemmte sich erregt gegen die Lehne. »Wie meinen Sie das?«
»Was Sie sich da von der Seele geschrieben haben«, äußerte Bolli ganz ehrlich seine Meinung, »und vor allem, wie Sie das geschrieben haben, so schreibt ein ›liebes kleines Mädchen‹, das seinem ignoranten Vater auf Teufel-komm-raus beweisen will, daß es kein ›liebes kleines Mädchen‹ sein will.« Er machte eine lange, bewußte Pause. Claudia schwieg nachdenklich.
»Wo bleibt der Bikini?« drängte Appelhans.
Bolli gab die Frage mit einer weichen, einladenden Geste weiter. »Also, was ist mit dem Bikini?«
»Das wissen Sie doch alles von Professor Otto.«
»Ich bin nicht der Professor«, erinnerte Bolli, »ich bin nur ein Freund, dem Sie alles erzählen. So können Sie ganz unbefangen sein. Sie haben doch Vertrauen zu mir! – Eben! Also dann vertrauen Sie auch meiner Methode: Der Patient sagt alles, und ich höre zu.«
»Wir hören«, kam das Echo von Appelhans.
»Mein Vater«, begann Elsemarie Schnetze alias Claudia Carrera alias Prinzessin Kaschmir alias ›liebes kleines Mädchen‹, »hat mir während meiner ganzen Jugend verboten, einen Bikini zu tragen, damit ich mich nicht zum ›Lust-Objekt‹ degradiere. Er hat gesagt, eine wirklich tolle Frau hätte es nicht nötig, sich im Bikini zu zeigen. Aber er –«
»Was denn, hat er einen getragen?« Appelhans reckte den Kopf.
»Wart's doch ab, Elvis! Bitte, weiter!«
»Ich hab ihm vertraut. Naiv und idiotisch, wie ich war. Ich hab ihm alles geglaubt. Bis Agadir –«

»Agadir?«

»In den Osterferien, ich war fünfzehn, da hab ich ihn am Strand überrascht, in den Dünen von Agadir...«

Sie war ganz klein geworden, wie sie da im Schreibtischsessel zusammengesunken saß, unter der Last der Erinnerung...

Ein Mittag im März. Ein träger, zuverlässiger Tag wie alle Märztage in Agadir. Unter wolkenlosem Seidenhimmel blinkte die Bucht. Hoch überm Hafen flimmerten die Umfassungsmauern der alten Kasbah. Eine silberweiße Phalanx von Albatrossen zog in elegantem Gleitflug den Strand entlang, wo das Wellengekräusel der Ebbe mit den Muscheln spielte, bis die milde Mittagsbrise den Schaum zerflockte und ihn über den feinen Sand zum »El Oumnia« wehte, ihrem Urlaubshotel. Das Hotel lag direkt am Meer. Keine fünfzig Schritte trennten die steinerne Einfriedung von der Flutkante. Aber jetzt lag das Hotel schon weit hinter ihr und war nur noch als flimmernde Silhouette zu erkennen. Sie war die Flutkante entlanggewandert, um wie immer vor dem Mittagessen an ihrem Lieblingsplatz in den Dünen Tagebuch zu führen, das heißt die Empfindungen des vergangenen Tages und ihre Nachtgedanken zu fixieren. Um diese Zeit war der Strand wie leergefegt. Nichts deutete darauf hin, daß in zwei Minuten die Welt wanken würde. Nichts, Siesta africana. Auch der verwitterte Berber mit seinem Touristenkamel machte Mittagspause. Er hatte sein braves Trampeltier niederhöckern lassen, und gemeinsam käuten sie die umsatzfreundlichen Morgenstunden wieder. Nur ein paar jugendliche Araber mit bunten Wollmützen und Winterpullovern strichen ziellos dahin.

Claudia liebte diese Stunde, wenn alle anderen Touristen träge in der Hotelanlage am Pool lagen und sie, allein in ihrer Dünenmulde, das Gefühl haben konnte, sie und ihr Tagebuch wären die einzigen, die mit dem Horizont verbunden waren. Leichtfüßig stieg sie vom Strand hoch zur Düne und erstarrte. Ihre Mulde war bereits besetzt. Von zwei Menschen. Der eine Mensch war ihr Vater...

»Er hatte ein Mädchen bei sich, die tollste Frau, die ich jemals gesehen habe. Und wissen Sie, was sie anhatte? – Einen Bikini.«
»Und? Was haben Sie gemacht?«
»Ich bin davongerannt, ich bin gerannt wie um mein Leben. Aber irgendwie –«, Claudia Carrera sah sich ganz verloren um und vollendete den Satz mit ganz leiser, brüchiger Stimme, »irgendwie bin ich bis heute nirgendwo richtig angekommen.«
Bolli war nachdenklich geworden. Er wanderte mit seinem Blick von Claudia Carrera zu Jürgen Appelhans und wieder zurück zu ihr. So unterschiedlich ihrer beider Leben auch war, beide waren sie bis heute nirgendwo richtig angekommen. Und auch er, Felix der Glückliche, war bis heute nirgendwo richtig angekommen. Sie waren schon wirklich eine seltsame Gruppe. »Wie lange ist das jetzt her?« fragte er leise.
»Neunzehn Jahre. Es war eine ungeheure Enttäuschung für mich. Aber das Ungeheuerste ist, daß mein Vater mir noch immer das verdammte Gefühl gibt, daß ich *ihn* nicht enttäuschen darf. Egal, was ich tue. Ob ich schreibe, oder, viel schlimmer noch, wenn ich verliebt bin.«
»Und – sind Sie verliebt?«
Sie antwortete nicht gleich. Sie erhob sich von ihrem Ses-

sel und ging langsam bis in die äußerste Ecke des Sprechzimmers.
»Ja«, sagte sie dann. »Ich bin verliebt. Aber ich habe Angst, mich dazu zu bekennen.«
Eine Weile blieb diese Angst im Raum stehen.
»Na, Elvis«, wandte Bolli sich schließlich pro forma an den Finanzbeamten. »Was meinst du dazu?«
»Keine Meinung«, vermeldete der.
»Dann wird es Zeit, Frau Carrera«, entschied der Gruppen-Therapeut. »Wir müssen Ihren Vater umbringen.«
»Wie bitte?«
»Aber Chef!«
»Doch nur im therapeutischen Sinne«, erklärte Bolli, »was denkt ihr denn? Sie müssen Ihren Vater innerlich töten, damit Sie leben können. Verstehen Sie, Frau Carrera!«
»Aber –«
»Kein Aber. Das ist mein Spezialgebiet«, log der Chef. »›*Fehlentwicklungen in der ödipalen Phase*‹; ich habe darüber gerade ein sehr interessantes Buch durchkomponiert. Wo hab ich es denn gleich – ah, hier ist es ja schon, da haben wir's schwarz auf weiß.« Er nahm sich eine seiner Hugendubel-Erwerbungen vor. »›*Ablösungsprozesse – Theorie und Praxis menschlichen Wandelns.*‹ Exakt Ihr Problem, Frau Carrera. Und so geschrieben, daß es sogar für den Laien verständlich ist.«
»Wenn Sie es für richtig halten, werde ich es mir nachher in einer Buchhandlung besorgen.«
»Nein, nein, nehmen Sie's gleich mit. Wir wollen keine Zeit verlieren. So ein Vatermord muß gut vorbereitet werden.«
»Vatermord«, erschauerte Prinzessin Kaschmir, »das klingt ja entsetzlich.«

»Besonders in Ihren Ohren, ich weiß«, nickte Bolli und legte ihr väterlich die Hand auf die Schulter. »Aber es muß sein. Sie müssen sich endlich von diesem Vater abnabeln, sonst werden Sie nie zu sich selber finden, glauben Sie mir.«
Und er ließ ihren angstflatternden Blick und die körperlich fast elektrisierende Unsicherheit und Angst nicht mehr gelten. Er strich ihr über die Haare und hypnotisierte sie mit der sanft-stählernen Stärke seiner Augen. »Sie schaffen das. Auch das können Sie mir glauben. Hier haben Sie das Buch, aber wundern Sie sich bitte nicht über den komischen Namen da. Das ist mein Pseudonym.«
»Ach so?«
»Jaja. Ich arbeite unter verschiedenen Decknamen. Aber nicht weitersagen.«
»Und ich?« Appelhans stampfte mit dem Fuß auf. »Was ist mit mir, Chef? Haste nicht auch so'n Schmöker für mich?«
»Aber Elvis«, wandte sich Bolli nun wieder an sein Sorgenkind aus dem Showbusiness. »Du brauchst doch kein Buch, Junge. Du brauchst nur den richtigen Impuls!«
Und mit derselben Dosis seiner hypnotischen Sanftstahlkraft nahm er jetzt den kleinen Finanzbeamten unter die Lupe. »Weißt du, Elvis, ich habe mir inzwischen mal deine Akten durchgesehen. Ich meine, ich habe mir ein genaues Bild von deiner Karriere gemacht. Und je länger ich darüber nachdenke, je mehr komme ich zu der Überzeugung, daß die Sache mit dem Impuls eine derart individuelle Angelegenheit ist, das paßt vielleicht doch nicht so sehr gut in eine Gruppentherapie, das ist mehr eine Solo-Nummer, wenn du weißt, was ich meine.«
»Okay, Chef. Ganz wie du meinst. Ich vertrau dir.«

»Na prima!« So stellte sich Bolli die wahre Zusammenarbeit vor.
»Und was uns beide betrifft, liebe Frau Carrera. Sie haben ja jetzt erst mal Ihre Schularbeiten. Und wenn Sie das nächste Mal wiederkommen, dann steigen wir richtig in Ihren Bikini ein, das verspreche ich Ihnen. Nur Mut! Jetzt wissen wir wenigstens, wo wir den Hebel ansetzen müssen. Dieses Buch ist echt das Befreiendste, was mir zu Ihnen eingefallen ist. Ich bin sehr zufrieden mit uns!«
»Danke, Herr Doktor.« Prinzessin Kaschmir war ziemlich verwirrt. »Ich muß sagen, ich bin jedesmal neu überrascht von Ihnen.«
»Da geht's Ihnen wie mir«, lächelte der Weihnachtsmann von HORTIE.

»Verflixt und Zimmermann!« Kriminalhauptmeister Maiwald fluchte, wie er seit siebzehn Jahren fluchte, wenn er Frau Zimmermann, seiner Zugehfrau, wieder mal die Schuld an der Misere des Tages gab. Jetzt verfluchte er sie, weil er seine Lesebrille nicht finden konnte. Und die Erklärung konnte nur sein, daß Frau Zimmermann sie ihm heimtückisch aus dem Etui genommen und irgendwo zu Hause versteckt hatte. Ohne Lesebrille war Maiwald total aufgeschmissen und hart am Rande eines Nervenzusammenbruchs. »Diese elende Zimmermann!«
Die elende Zimmermann war ein feines, ältliches Fräulein, das den kleinen, ältlichen Haushalt von Eugen Maiwald führte, den Haushalt eines passionierten Junggesellen, der im Sternzeichen der Jungfrau geboren war.
Er rauchte nicht – beziehungsweise nur alle zwanzig Jahre mal. Er trank nicht – höchstens mal ein Diät-Pils. Und

außer einer Jugendschwärmerei für ein Mädchen namens Elia und einer Altherrenschwärmerei für die argentinische Tennisspielerin Gabriela Sabatini hatte es in seinem Leben niemals Frauen gegeben. Als Alibi hatte er sich die Philosophie angelesen, daß man in Wahrheit sowieso nur die Frauen liebt, die einem unerreichbar bleiben, oder jene, die einen verlassen. Und auch mit Fräulein Zimmermann verband ihn trotz der siebzehnjährigen Gemeinschaft keine wirklich menschlich zu nennende Beziehung.

In gelegentlichen Jähzornanfällen, die meistens dann auftraten, wenn irgendein Spezialist ihm gerade wieder mal einen exzellenten Gesundheitszustand bestätigt hatte, pflegte der alternde Kriminalist dem alternden Fräulein aus lächerlichstem Anlaß zu kündigen.

Dies geschah aber jedesmal erst nach dem Fünfzehnten eines Monats. Da das Arbeitsverhältnis laut ihrem Privatvertrag jedoch immer nur bis zum Fünfzehnten eines Monats kündbar war, wies Fräulein Zimmermann die Entlassung auch jedesmal prompt und kühl zurück, worauf Maiwald die Affäre dann auch auf sich beruhen ließ. Zu diesem Zeitpunkt hatte er sich nämlich meistens abgeregt und gestand sich sogar heimlich ein, pampig gewesen zu sein und war dann doch froh, wenn die Angelegenheit glimpflich abgegangen war.

Aber das mit der Lesebrille ging jetzt entschieden zu weit! »Das lasse ich mir nicht länger gefallen«, fauchte er vor sich hin, »jetzt langt es mir, jetzt schmeiß ich sie raus!« Er pfefferte die graue Kunstlederhülle auf den Fußboden, und da er momentan allein im Kommissariat war, tat er sich keinen Zwang an und trampelte so lange darauf herum, bis er sich fürs erste vom Frust seiner unergiebigen Ermittlungen abreagiert hatte.

Die einzigen Spuren, über die er verfügte, waren nach wie vor das Hanfseil, an dem sich der Weihnachtsmann von Hortie vom Kassenraum auf das Flachdach im Häuserblock Prielmayerstraße/Schützenstraße hinabgehangelt hatte, und die Fußspuren im Schnee. Die hatten ergeben, daß der Gesuchte die populäre Schuhgröße 42 hatte und Tennisschuhe der nicht minder populären Firma »adidas« trug. Das war's. Mit diesem Stand der Erkenntnisse konnte Maiwald also getrost die halbe Stadt verhaften. Oder sein Brillenetui zerstampfen.
Als er sich wieder einigermaßen gefaßt hatte, begrub er die Überreste des Etuis in seiner Aktentasche und entnahm ihr dafür eine Schachtel Pralinen. Lübecker Pralinen aus dem Hause »Niederegger«, dem Marzipan-Mekka seiner einzigen Sehnsucht, der Naschsucht. Er öffnete die Schachtel, betrachtete den Inhalt wie eine Sammlung seltener Ikonen, wählte schließlich ein Stück feinster Mandelmarzipan-Schokolade mit einem gräßlich-grünen Pistaziensplitter, steckte es in den Mund und murmelte: »Gift. Reines Gift für mich.« Er schluckte, preßte eine Hand gegen sein Herz und verspürte zu seiner Überraschung keinerlei Schmerz. Das schien ihn zu ärgern, denn sofort bekam sein Gesicht wieder diesen bedrohlichen Ausdruck. Also gönnte er sich schnell zur Beruhigung zwei Cognac-Kirschen.
Womit sollte er Dr. Gaisreiter morgen früh unter die Augen treten? Mit der dürftigen Annahme, daß der Gangster unter den Angestellten des Hauses Hortie zu suchen sei? Dazu tendierte zwar Kriminalhauptkommissar Weidinger. Aber wenn Maiwald eines genau wußte, dann wußte er, daß der Weihnachtsmann von Hortie kein Mann von Hortie war. Und Gaisreiter wußte das auch.
Ein Stückchen Nougat. Maiwald lutschte mit fatalistischer

Hingabe. Meine Pensionierung, dachte er, werde ich sowieso nicht mehr erleben.
Nicht einmal ein Phantombild konnte man anfertigen lassen. Nichts, absolut nichts wußte man von dem Kerl. Er hatte sie alle ausgetrickst.
Er griff nach einer gefährlich mit Nußsplittern belegten Praline. Die Zeugenaussagen, die er sich hatte anhören müssen, waren so ergiebig gewesen wie das daktyloskopische Ergebnis vom Bayerischen Landeskriminalamt. Was nützten die exaktesten Computer-Einrichtungen, um von den Fingerabdrücken haargenaue Papillarleistenbilder anzufertigen, wenn an dem Fluchtseil natürlich nur die Abdrücke von Lederhandschuhen auszumachen waren. Einem Sonderangebot des Hauses HORTIE übrigens.
Na fein, dachte er, jetzt ist einer von den Nußsplittern in meinen Sechser geglitten, in den hohlen Zahn. Na ja, zum Zahnarzt muß ich sowieso dringend. Der wird mir endlich sagen, daß alles raus muß. Alles verrottet. Andererseits, wozu sollte er sich eigentlich noch zum Zahnarzt schleppen? –
Und was war mit den Eierköpfen aus Wiesbaden? Vor lauter Arroganz konnten die kaum noch geradeaus gehen, die Fritzen von INTERPOL. Aber wenn man sie wirklich mal brauchte, was war denn nun mit ihrem angeblich so zuverlässigen und so reaktionsschnell arbeitenden Fahndungs- und Ausschreibungsdienst? Nur heiße Luft, wenn so ein kaltblütiger Knilch daherkam wie der Weihnachtsmann von HORTIE.
Gott sei Dank, dachte er, jetzt hab ich den Splitter mit der Zunge wieder rausgekriegt! – Aber daß ihm dies gelungen war, das war eigentlich bedenklich. Daß seine Zunge mit dem maroden Innenleben seines Sechsers fertig wurde, bedeutete wahrscheinlich, daß sie selbst schon völlig perga-

mentiert und porös war. Und was das im Klartext hieß, das war ja wohl klar. Nie wieder Nußsplitter, die unvergleichlichen Niederegger Nüsse – lieber ein Stückchen Marzipan-Krokant...

Aber je mehr Pralinen er lutschte, desto trauriger wurde er. Denn er ahnte nur zu gut, daß er auch diesmal gegenüber dem Weihnachtsmann von HORTIE wieder das Nachsehen haben würde. Die scheinbare Chance, die ihm von Dr. Gaisreiter wie ein unerwarteter Lotto-Gewinn zuteil geworden war, würde zu nichts anderem werden als zum Bumerang, der ihn nun endgültig erledigen mußte. Das Ergebnis all seiner Bemühungen würde eine nur noch größere Verzweiflung sein, eine noch tiefere Verbitterung, eine noch ausweglosere Isolation. Weil die Abneigung, die er durch diesen letzten, alles besiegelnden Mißerfolg sich selbst gegenüber empfinden würde, absolut endgültig war. Das wurde ihm jetzt, bei dieser seiner letzten Praline, auf ganz nüchterne Weise bewußt.

Plötzlich stand seine Verzweiflung wie ein Meteor im Raum und ließ kein anderes Gefühl mehr zu, kein falsches Selbstmitleid, keine kokettierende Sentimentalität und auch kein kompensierendes Marzipan. Auf einmal erfüllte ihn der Anblick der Pralinenschachtel mit Ekel und Übelkeit. Er bedeckte die Bonbonnière mit der Zeitung wie einen frischen Leichnam. Damit hatte er vermutlich auch die letzte intime Beziehung zu sich selbst abgebrochen.

Plötzlich wußte er, daß ihm auch keiner der Spezialisten mehr helfen konnte, die er in seinen einsamen Verzweiflungen immer wieder aufzusuchen pflegte. Wenn es überhaupt noch eine Chance für ihn gab, aus seiner Verzweiflung erlöst zu werden und den Graben zum Leben zu überspringen, dann gab es nur noch eine einzige Möglichkeit.

Was für eine Dame! dachte Baron von Lombard. Was für eine wunderschöne, stattliche Dame!
Diskret sah er zu ihr hinüber und überlegte, an wen sie ihn erinnerte. Von den Menschen, die man heutzutage noch zu sehen bekam, gab es nicht mehr viele, die ihn noch »erinnerten«. Im zweiundneunzigsten Lebensjahr stand der Baron nun schon, aber seine Lebensneugierde war noch frisch und munter, und er ließ es sich nicht nehmen, einmal in der Woche seine Einkäufe in der Stadt selbst zu besorgen. Und der heutige Stadtbummel hatte sich allein schon für den Anblick dieser Dame gelohnt, die sicher zu allen Epochen der Sittengeschichte als unangefochtenes Schönheitsideal gelten durfte.
Der alte Herr befand sich in der Kurzwarenabteilung des Kaufhauses HORTIE am Hauptbahnhof und hatte ganz vergessen, was er eigentlich hier wollte, so sehr nahm ihn die Grandezza der Luchs-Dame gefangen.
Sie stand vis-à-vis an einem Tisch voller Handschuhe und hob sich von all den Lichterketten und den Dekorationssternen, die sich über das Menschengedränge spannten, ab wie ein lupenreiner Diamant. Sie probierte Handschuhe und schien sich ziemlich unschlüssig zu sein. Die ersten paßten wohl nicht, das nächste Paar gefiel ihr offenbar nicht, aber dann hatte sie wohl gefunden, was sie suchte. Sie zog sie über, betrachtete sie eingehend und behielt sie an. Dennoch suchte sie weiter in dem Angebot. Plötzlich drehte sie sich ab, und im nächsten Moment war sie in der Menge der Menschen untergetaucht mit den gestohlenen Handschuhen an ihren Händen.
Fassungslos starrte Baron von Lombard ihr hinterher und schüttelte den Kopf. Er wollte nicht glauben, was er gesehen hatte. Diese Dreistigkeit, diese Raffinesse! Als ob

so ein Diebstahl das Selbstverständlichste von der Welt wäre.
Der alte Baron war zutiefst erschüttert. Ihm wurde ganz heiß, und er sah ganz seltsame Sterne vor seinen Augen.
Warum hatte sie das getan? Da war kein Segen dran. Auf einmal hatte er alle Lust, alle Neugierde auf seinen Stadtbummel verloren. Du lieber Himmel, wohin sollte das noch führen, wenn selbst eine solche Dame schon lange Finger macht! Arme Dame.
»Kann ich Ihnen helfen?« Es dauerte ein paar Sekunden, bis der Baron bemerkte, daß er gemeint war.
»Nein, danke«, murmelte er.
»Ist irgend was?«
»Nein, nein, alles in Ordnung«, versicherte er der Verkäuferin und dachte nicht einen Augenblick daran, den Vorfall zu melden. Das war aber auch das einzige, was er für diese Dame noch tun konnte. Aber wundern würde er sich nun über gar nichts mehr, das stand jetzt fest. Er würde sich auch nicht wundern, wenn die Sonne bald keine Lust mehr hätte, diesen Planeten zu bescheinen. So sehr hatte den Baron die flüchtige Begegnung mit dieser Dame im Luchs getroffen.

»Auf Wiedersehen, Frau Bast! Vielen Dank für Ihren Besuch und einen schönen Tag noch!«
Der Geschäftsführer vom »Leder-Paradies« verabschiedete die Witwe des Champagner-Königs mit einem sympathischen Jungenlächeln, dessen Ausläufer soeben noch für seine Verkäuferin Christine reichte.
»Tolle Frau, was?« meinte er. »Die könnte noch jederzeit als Mannequin für Dior arbeiten.«

»Die? So was hätte die wohl kaum nötig«, entgegnete Fräulein Christine profan. »Die könnte sich's doch leisten, den Dior nur für sich allein arbeiten zu lassen.« Sie ordnete zerstreut den Ausstellungs-Pavillon mit dem MCM-Reisegepäck, für das Frau Bast sich interessiert gezeigt hatte. »Ich hab gehört, daß ihr Erbe jeden Monat um eine satte Million anwächst. Glauben Sie das, Herr Hennes?«
»Kommt darauf an. Wenn sie's nicht gar so konservativ angelegt hat, dürfte es schon ein bißchen mehr sein, denke ich. Apropos, warum hat sie die Reisetasche eigentlich nicht gewollt?«
»Wieso? Die hat sie doch schon. Damit ist sie doch gekommen.«
»Ach so? Komisch, ich hätte schwören können, daß sie mit einer ganz anderen Tasche gekommen ist. Na ja, Hauptsache sie kommt wieder!«

Sie überquerte den Oberanger und schlenderte gemächlich zum Marienplatz, wo der Christkindlmarkt in seiner ganzen Pracht erstrahlte. Die Standl und Holzbuden drängten sich dicht aneinander bis ans Rathaus, auf dem Marienhof und die Weinstraße entlang bis zur Einmündung zur Kaufinger Straße. Es war ihr ein sehr vertrautes, sehr liebgewonnenes Bild. Sie blieb stehen und atmete tief die klare Schneeluft.
Heute war ihre Stimmung durchaus von heller Couleur, und dies verdankte sie jenem merkwürdigen inneren Kick, den die sich selbst mit der Tasche von Doktor de Witt beschert hatte. Was sie daran so wunderte und sie in eine fast selige Adrenalin-Euphorie versetzte, war die beglückende Tatsache, daß dieser Kick nun schon zwei

Tage andauerte, und darüber hinaus sogar immer weitere, neue kleine Kicks in ihr hervorrief.
Sie sah zur Rathausuhr. Sie konnte es gar nicht mehr erwarten, mit dem Vertreter von Professor Otto endlich über seine Tasche sprechen zu können, zurückzukehren zum Akku ihrer Kicks. Sie hatte große Lust gehabt, schon heute früh in die Praxis zu platzen, aber Pünktlichkeitsfanatikerin, die sie nun mal war, disziplinierte sie sich bis zum vereinbarten Termin.
Aber nun war es gleich soweit. Ein neuer, sie plötzlich überkommender Kick machte ihr jetzt Appetit auf ein Würstchen, das sie in einem der Standl auf dem Marienhof mit Heißhunger verzehrte – Thüringer Rostbratwurst aus der Hand, mit Senf und Brot. Sie staunte über sich selber. Und das Staunen setzte sich fort, als sie sich anschließend das Angebot von bayerischen Kunsthandwerkern betrachtete. Kerzen und Wachsware, Zinnfiguren und Weihnachtsspielzeug. Und das Staunen wurde zum Kinderstaunen, als sie sich in die vielen verschiedenen Krippenfiguren versenkte. Und ein ganz unvermittelter Mini-Kick brachte sie noch dazu, aus einer traumhaften Tegernseer Krippe ein Wollschaf und eine Stallaterne mitgehen zu lassen.

»Herr Doktor, Frau Bast ist da! Soll ich sie Ihnen gleich reinschicken?«
Bolli spürte ganz plötzlich seinen solar plexus. »Einen Moment noch, ich komme sofort.« Nun war es also soweit. Was nun? Er versuchte, seiner Erregung mit gezielter Bauchatmung Herr zu werden. Abwarten und inspirieren lassen. Er zwang sich, bis sechzig zu atmen, aber schon bei zwölf wußte er, daß die Inspiration jetzt nur noch von Angesicht zu Angesicht kommen konnte.

»Hallo, Herr Doktor!« sagte Sybille Bast und lächelte wie die Sphinx.
»Hallo!« Bollis erster Blick fiel auf die große, nagelneue Reisetasche in ihrer Hand. »Ich habe schon sehr auf Sie gewartet.«
»Das kann ich mir vorstellen.«
Da war es wieder, das Lasso ihrer unergründlichen Iris.
»Kommen Sie!« Bolli führte sie ins Sprechzimmer und schloß die Tür hinter sich. »Bitte, nehmen Sie Platz. Darf ich Ihnen etwas zu trinken anbieten? Ich meine, vorgestern sind Sie ja leider nicht dazu gekommen, Ihren Cognac in Ruhe zu trinken. Da haben Sie sich ja mehr für meine Tasche interessiert.«
»Ich weiß«, nickte sie. »Ich bin Ihnen eine Erklärung schuldig.«
»Wenn hier einer etwas zu erklären hat«, unterbrach sie Bolli gefaßt, »dann bin das wohl ich. Ich wollte es Ihnen ja gleich sagen, gleich nachdem Sie und meine Tasche mich verlassen hatten. Ich weiß nicht, wie oft ich versucht habe, Sie anzurufen.«
»Ich war in meinem Landhaus. Aber wenn ich geahnt hätte –«
»Ich nehme an«, unterbrach Bolli abermals, »Sie können sich unschwer vorstellen, daß mir an meiner Tasche sehr viel gelegen ist.«
»Sie werden lachen«, lachte sie selbst entwaffnend, »das habe ich mir doch fast gedacht! Als ich im Auto saß und mir dieses häßliche Ding mal etwas genauer angesehen habe, da hab ich mir gesagt: Komisch, so schrecklich diese Tasche auch sein mag, irgendwie hab ich das Gefühl, der Mann hängt daran. Aus irgendeinem komischen Grund.«
»Ja«, sagte Bolli. »Nun kennen Sie den komischen Grund.«

»Nein«, sagte Sybille.
»Nein?«
»Nein. Aber ich gebe zu, es würde mich interessieren.«
Panthère de Cartier . . .
War es der Duft dieser Frau, der ihn betäubte, oder das, was diese Frau da gerade gesagt hatte? »Verzeihung – was würde Sie interessieren?«
»Na, was Sie da in der Tasche haben.«
»Wie bitte?«
»Bitte?«
»Wie meinen Sie das?« fragte Bolli mühsam.
»Was?«
»Entschuldigung, es ist natürlich verrückt, aber es klang für mich gerade so, als ob Sie gar nicht wüßten –«
»Was?«
»Als ob Sie gar nicht wüßten, was in der Tasche drin war.«
»Wieso war?« Sie öffnete die Reisetasche, und mit eleganter, fließender Bewegung entnahm sie ihr das corpus delicti.
Meine Tasche! dachte Bolli und spürte, wie der Boden unter seinen Füßen zu schwanken begann.
»Lieber Herr Doktor«, versetzte Frau Bast mit großer Würde. »Ich bin mir sehr wohl darüber im klaren, daß ich ein ziemlich hoffnungsloser Fall von Kleptomanie bin. Aber deshalb bin ich noch lange kein indiskreter Mensch.«
»Was denn?« rang Bolli nach Worten. »Wollen Sie wirklich behaupten, daß Sie nicht wissen, was da drin ist?«
Die Antwort war ein beinahe strafender Blick.
»Die Tasche hat mich interessiert. Nicht der Inhalt.«
Der Weihnachtsmann von HORTIE war sprachlos.
»Es war wieder dieser Zwang, verstehen Sie? Dieses Monstrum von Tasche, dieses ungeheuer häßliche Ding. Dieses

abgegriffene Leder. Ich mußte sie einfach mitnehmen! Ich konnte mit einemmal nichts anderes mehr denken, nur noch das eine, mitnehmen und dann nichts wie weg!« Sie erschauerte wie unter Schüttelfrost. »Ist das nicht furchtbar, Herr Doktor?«
»Ach Gott«, meinte Bolli, dem ein ganzer Steinbruch vom Herzen fiel. »Wenn Sie mich fragen –«
»Haben Sie nicht eine schreckliche Wut auf mich?«
»Es hält sich in Grenzen.« Er rang noch immer nach Luft. »Bitte, hier haben Sie Ihre Tasche wieder.«
Mit fiebrigen Händen nahm er das verlorene Kind in Empfang, trat zwei Schritte hinter Frau Bast zurück und vergewisserte sich mit einem verschämten Blick, daß das Geld tatsächlich noch drin war. »Glauben Sie mir« bekannte er bewegt. »Ich habe wirklich schon einiges erlebt in meiner Branche, ich meine Fakultät, aber so was wie Sie ist mir noch nie passiert!« Und mit tiefer Rührung betrachtete er abwechselnd sie und seine Tasche. So viel Ehrlichkeit auf einem Haufen. Was für ein sinnliches Stilleben: die Tasche, der Duft, Eau de Panthère. Oh, welche Frau!
Sybille wurde aus seinem Gesichtsausdruck nicht recht schlau. »Wollen Sie mich auf den Arm nehmen?«
»Am liebsten ja«, entströmte es dem Weihnachtsmann von HORTIE, dem gerade sehr weihnachtlich ums Herz war. »Liebe Frau Bast.« – Er konnte jetzt aus seinem Herzen keine Mördergrube machen. »Eigentlich dürfte ich es Ihnen ja nicht sagen, aber wenn Sie mir versprechen, daß Sie es niemandem weiter erzählen.«
»Ja?«
»Sie sind mir die liebste Patientin, die ich je hatte!«
»Wollen Sie mich verlegen machen?« Wirklich, ein seltsa-

mer Mann. »Aber ich muß Ihnen auch etwas gestehen, Herr Doktor. Mir ist etwas sehr Merkwürdiges passiert mit Ihrer Tasche.«
»Mit meiner Tasche? Was ist denn noch passiert?«
Sie antwortete nicht gleich, aber dafür um so inniger: »Ich habe mich geschämt.«
»Ach so«, atmete er erleichtert aus. »Ich gebe zu, sie sieht nicht sehr vorteilhaft aus.«
Aber das meinte sie nicht. »Ich habe mich dafür geschämt, daß ich sie geklaut habe. Und das ist mir, ehrlich gesagt, noch nie passiert.«
»Machen Sie sich doch bitte darüber keine Gedanken, das gibt sich wieder«, wußte Bolli aus Erfahrung.
»Das habe ich auch erst gedacht. Aber ich hab mich geirrt. Zum erstenmal in meiner Laufbahn als Kleptomanin hab ich so was wie ein schlechtes Gewissen bekommen.«
»Doch nicht meinetwegen.«
»Ich sag's, wie's ist«, sagte sie, »um die letzten beiden Tage brauchen Sie mich nicht zu beneiden.«
Danke gleichfalls, dachte Bolli.
Von den damit verbundenen Kicks brauche ich ihm ja nichts zu sagen, dachte Sybille. »Aber um mein schlechtes Gewissen wenigstens ein bißchen zu beruhigen, habe ich mir erlaubt, Ihnen ein Geschenk mitzubringen.« Und sie überreichte ihm feierlich ihre Reisetasche von MCM. »Als Wiedergutmachung sozusagen.«
»Aber Frau Bast«, zierte sich Bolli. »Das wäre doch nun wirklich nicht nötig gewesen. Meine alte Tasche genügt mir vollkommen.«
»Die paßt doch gar nicht zu Ihnen! Ich will Ihnen ja nicht zu nahe treten, aber mit so was kann man doch unangenehm auffallen. Das ist doch gar nicht Ihr Stil.«

»Möglich«, gab er zu, »aber das ist doch noch lange kein Grund für Sie, mir so eine teure Tasche zu kaufen!«

»Die hab ich doch nicht gekauft, die hab ich geklaut.«

»Nein!«

»Und dabei hatte ich überhaupt kein schlechtes Gewissen!«

»Frau Bast!«

»Im Gegenteil, das hat mich richtig happy gemacht!«

Sie hatte jetzt den Schmelz eines jungen Mädchens im Mai. »Schauen Sie mal richtig hin, Herr Doktor. Ist das nicht ein flottes Täschchen? Und so praktisch. Was meinen Sie, was da alles rein geht!«

Bolli konnte sich das sogar ziemlich konkret vorstellen. Aber er konnte sich auch erinnern, was er Väterchen Freud in seinem Bilderrahmen versprochen hatte, falls dieser Coup erfolgreich über die Bühne gehen würde.

»Nein, danke!« lehnte er ab. »Das kann ich unmöglich annehmen. Wenn ich mit dieser Tasche losziehe, dann mach ich mich ja strafbar!«

»Bitte!« insistierte sie. »Mir zuliebe! Dann wüßte ich wenigstens, daß Sie mir verziehen haben. Es wäre wirklich ein schönes Gefühl für mich, wenn ich mir sagen könnte, daß Sie Ihrer Arbeit jetzt mit meiner Tasche nachgehen!«

Ihre Pupillen waren jetzt so groß und so dunkel geworden, wie man es sich überhaupt nicht vorstellen konnte, ein kleines anatomisches Wunder, eine große sinnliche Verlockung, das Wetterleuchten in ihren Naturereignisaugen war wirklich kaum noch auszuhalten. Bolli wurde immer komischer. So ungefähr mußte Odysseus zumute gewesen sein beim Gesang der Sirenen.

»Sie wissen nicht, was Sie da von mir verlangen. Sie, Sie, Sybille, Sie verwirren mich.«

Sie standen sich jetzt ganz nah gegenüber. Er hatte das Gefühl, daß kein Blatt Papier mehr zwischen ihre Gesichter paßte, nur noch der Duft ihrer Haare, ihres Parfüms, ihrer Haut. Ihm schwindelte, er hatte das Gefühl zu taumeln, ihr entgegenzutaumeln, die Beherrschung fiel ihm ganz furchtbar schwer. Denn mit einem Mal war er sich darüber im klaren, daß ihr Duft der Duft seiner Sehnsucht war, die so elementar in ihm aufbrach, so mächtig und so ungeheuerlich verlockend wie der Duft von den ersten aufgebrochenen Rosen in einer Juninacht.
»Sybille, ich weiß wirklich nicht, woran ich bei Ihnen bin.«
Sie nahm es ihm ab, mit einer Selbstverständlichkeit, die sie selbst völlig verwirrte. Aber ein ganz starker innerer Kick zwang sie, sich zu dieser Verwirrtheit zu bekennen.
»Ich weiß es auch nicht«, entgegnete sie. »Bitte, helfen Sie mir, es herauszubekommen!«
Sie hielten sich jetzt bei den Armen, stützten sich gegenseitig ab, suchten beide Halt. Zwei Schiffbrüchige, die ausgerechnet in einer psychotherapeutischen Praxis an Land gespült worden waren, aber vor lauter Schwindel nicht wußten, was sie mit dem Boden unter ihren Füßen anfangen sollten, weil sie nicht wußten, ob sie ihm vertrauen konnten oder ob alles nur eine gefährlich schöne Fata Morgana war.
»Darf ich ganz ehrlich sein?« Er wußte nicht, was er ihr sagen wollte, aber er wollte ihr was sagen, was ganz Ehrliches.
»Bitte ja!«
»Sybille, Sie sind eine gefährliche Frau – ich meine, ein gefährdeter Mensch.«
»Ich weiß.«
»Und deshalb würde ich Sie gern einmal außerhalb der

Praxis erleben.« – Er wollte sich trauen, aber er traute sich nur ein bißchen. »In einer Umgebung, die Ihrer Gefährdung stärker entgegenkommt. Wenn Sie verstehen, was ich meine. Ich meine, dürfte ich Sie vielleicht einmal zu einem kleinen Einkaufsbummel begleiten?« Das Wetterleuchten hatte nun auch seine Augen erreicht. »Sozusagen als Lokaltermin!«

»Das würden Sie tun?«

»Mit dem größten Vergnügen!«

»Wann?«

»Wann immer Sie wollen!«

»Morgen?«

»Morgen!«

»Wann ist Ihre Sprechstunde zu Ende?«

»Wann Sie wollen! Fünfzehn Uhr?«

»Einverstanden! Wo?«

»Wo Sie wollen!«

»Im ›Commercio‹?«

»›Commercio‹?«

»Gegenüber von HORTIE!«

»HORTIE kenn ich –«

Er begleitete sie zur Tür. Es war keine Begleitung. Es war ein Tanz. Es war ein Versprechen, das die ganze Praxis verzauberte. Die Tür wurde so heftig aufgerissen, daß Sigmund Freud in seinem Goldrahmen darüber so hin- und hergerüttelt wurde, daß er sich eine ganze Weile nicht beruhigen konnte. Und als er sich endlich beruhigt hatte, flog die Tür noch einmal auf.

»Ich hab noch was vergessen«, sagte Sybille atemlos.

»Was?«

»Ich freu mich!«

Alle vibrierten sie wie verrückt; Sybille, Bolli und die Tür.

Väterchen Freud war schon lange nicht mehr so bewegt gewesen.
Bolli fühlte sich um Jahre verjüngt. Wie auf Wolken tänzelte er zurück ins Sprechzimmer. Adieu, Weihnachtsmann von HORTIE! Bonjour, Felix der Glückliche! –
Er betrachtete seine beiden Taschen wie ein Kind seine Weihnachtsbescherung. Wunderkerzen brannten in seinen Augen. Eine Zeitlang stand er nur da, stumm und glücklich. Er hörte nicht, wie es draußen an der Tür noch einmal klingelte, er lauschte nur seiner inneren Stimme, und die verwöhnte ihn mit ungeahnten Harmonien.
Friede meiner Tasche, dachte er und begann, langsam das Geld aus seiner verwetzten Lederbügeltasche in die neue umzupacken. Er war so glücklich versunken in seine Scheinchen, vor allem aber in die süße Beute seiner Gedanken, daß er auch nicht hörte, wie geklopft wurde. Erst als Fräulein Engel ihn direkt ansprach, wandte er sich um.
»Entschuldigen Sie, Herr Doktor, aber das ist noch jemand.«
»Jetzt noch?«
»Er sagt, daß er sie dringend sprechen muß.«
»Wer?«
»Keine Ahnung.« Sie zuckte mit den Achseln. »Er ist das erste Mal bei uns.«
»Na gut«, meinte er. »Dann schicken Sie ihn herein.«
Er stopfte den letzten Rest in die Reisetasche und ließ sie hinter dem Schreibtisch verschwinden.
»Fräulein Engel, ich lasse bitten!« Er rieb sich die Hände und konzentrierte sich auf seinen letzten Patienten.
Der Mann, der im nächsten Moment die Ordination betrat, sah beileibe nicht so aus, als könne er Bollis euphorische Stimmung auch nur im geringsten trüben. Es handel-

te sich um einen graugesichtigen End-Fünfziger mit melancholischem Gesichtsausdruck und der Ausstrahlung eines Wassertropfens.
»Guten Tag«, sagte er tonlos. In seinen Händen hielt er einen traurigen Filzhut.
»Tagchen!« empfing ihn Felix der Glückliche. »Was kann ich für Sie tun, Herr – äh –«
»Maiwald«, sagte der Graue. »Kriminalhauptmeister Maiwald.«
Bolli erstarrte. Er hatte das Gefühl, als sei sein Blut von einer Sekunde auf die andere tiefgefroren. Dann aber versuchte er krampfhaft, seinen Schock lächelnd zu überspielen. »Nanu, nanu«, sagte er mit belegter Stimme, »wen wollen Sie denn verhaften?«
»Den Weihnachtsmann von HORTIE!...«

3

»Was soll ich bloß tun, Herr Doktor? Ich sehe überall nur noch Weihnachtsmänner.«

Eugen Maiwald kauerte auf der Couch wie ein Häufchen Elend.

Das Sprechzimmer lag im Halbdunkel. Nur die Schreibtischlampe fixierte den glücklosen Kriminalbeamten, der so gern den Weihnachtsmann von HORTIE fangen wollte.

»Es wird immer schlimmer«, klagte er. »Was ich auch tue, wohin ich auch gehe, er verfolgt mich. Immer hab ich das Gefühl, er steht hinter mir.«

»Aber mein lieber Herr Maiwald«, entgegnete Bolli und legte ihm von hinten die Hand auf die Schulter, »sehe ich etwa aus wie ein Weihnachtsmann?«

»Nein, natürlich nicht Sie«, ächzte der Arme, »aber was soll ich denn machen. Es ist wirklich zum Verrücktwerden!«

»Deswegen sind wir ja hier«, nickte Bolli. »Und wie alles im Leben, so hat auch der Besuch beim Seelendoktor zwei Seiten. Denn wie sagt Eugen Roth doch so richtig:

»Es können die Gemütskrankheiten
Nur wo Gemüt ist, sich verbreiten.«

Eugen Maiwald fand das überhaupt nicht komisch.

»Verstehen Sie denn nicht«, hauchte er kraftlos. »Ich bin am Ende. Wenn Sie mir nicht helfen, dann ist es aus.«

»Keine Angst«, sagte der Weihnachtsmann von HORTIE und versuchte, seinen Jäger ein bißchen aufzubauen, »ich werde Sie schon von Ihrer Angst befreien.«
»Das müssen Sie, Herr Doktor! Bitte, befreien Sie mich!« flehte Maiwald ihn an. »Er läßt mich einfach nicht aus seinem Bann, selbst nachts im Schlaf erscheint er mir schon und lacht mich aus!«
»Nicht zu fassen«, lächelte Bolli mild hinter seinem Rücken.
»Das muß aufhören!«
»Das hört ja auch auf«, beruhigte er ihn. »Spätestens Heiligabend.«
»Aber was ist«, stöhnte der Kriminalbeamte, »wenn ich ihn bis dahin nicht gefaßt habe? Glauben Sie mir doch, der Mann macht mich fertig!«
»Ruhig, Maiwald, ganz ruhig. Tun Sie, was ich Ihnen sage: Machen Sie die Augen zu und entspannen Sie sich...«
Der Weihnachtsmann von HORTIE ging zurück zu seinem Schreibtisch und vergewisserte sich, daß sein letzter Patient die Lider auch wirklich schön geschlossen hielt. Dann nahm er rasch eines der Fachbücher zur Hand, blätterte ein bißchen und fand, was er suchte. »Sie haben sich da einen dicken Komplex eingefangen, mein Freund. Aber keine Panik, noch ist nichts verloren, ich bin ja auch noch da. Und ich sage Ihnen, Herr Kommissar, halten Sie die Augen geschlossen und hören Sie mir gut zu.«
Er räusperte sich und zitierte genüßlich aus dem Buch: »Bei psycholabiler Konstitution kann es manchmal durch schwerwiegende Ereignisse zu einer pathologischen Traurigkeit kommen. Die Folgen: Selbstanklagen, Bettflüchtigkeit, gelegentliche Zwangserscheinungen...«
Bei jedem der Symptome zuckte der arme Kerl zusammen wie unter Peitschenschlägen.

»Manchmal kommen noch agitierte Züge hinzu. Steigerung bis zum –« Was für'n Ding? Bolli mußte sich das Buch ganz dicht unter die Nase halten. »– zum Raptus melancholicus.«
»Auch das noch!« stöhnte Maiwald.
Ja, dachte Bolli, da staun ich selber.
Er klappte das Buch zu und betrachtete das Häufchen Elend, das ihn zur Strecke bringen wollte. Der Typ tat ihm echt leid.
»Ich hatte noch nie Glück in meinem Leben«, jammerte er.
»Aber, aber, Herr Kommissar! Sie dürfen sich nicht so gehen lassen. Sie müssen sich ablenken. Kleine Aktivitäten. Muß ja nichts Großes sein. Ich meine, die Belastung, Ihrem aufregenden Beruf nachzugehen, die überfordert Sie jetzt natürlich.« Plötzlich hatte er die Idee. »Wissen Sie was? Ich schreib Sie krank!«
»Nein!«
»Nein? Aber warum denn nicht?«
»Dreiundvierzig Jahre bin ich jetzt im Dienst«, wimmerte Maiwald. »Dreiundvierzig Jahre bin ich noch niemals krank gewesen.« Endlich gestand er es sich mal ein, aber deswegen war er ja auch zum Psychiater gegangen. Die Stunde der Wahrheit. »Aber was habe ich erreicht? Nichts!«
»Na, na, na«, verbat sich sein Therapeut. »Sie sind immerhin Kommissar geworden!«
»Nein, eben nicht! Nur Kriminalhauptmeister!«
»Eben! Da muß man doch irgendwas Besonderes geleistet haben!«
Eugen Maiwald beichtete, was er sich Besonderes geleistet hatte. Der Weihnachtsmann von HORTIE hörte ihm mit

auffälliger Anteilnahme zu. Zumindest ernstgenommen fühlte sich der Polizeihauptmeister. »Jetzt wissen Sie alles«, endete er. »Ich bin eine Null.«
»Das dürfen Sie aber nicht sagen«, sagte Bolli energisch. »Als Sie vorhin in die Praxis kamen, da hab ich ganz schön Respekt vor Ihnen gehabt!«
»Ehrlich?«
»Was heißt Respekt!« Bolli gab der Wahrheit die Ehre. »Richtig Angst!«
»Ach ja?« Ein ungläubiges, ganz heimliches Lächeln huschte über sein Gesicht. War vielleicht doch eine gute Idee gewesen, hierher zu kommen zu diesem sympathischen Mann, der so ernsthaft zuhören konnte und so engagiert auf ihn einwirkte.
»Mensch Maier!«
»Maiwald«, korrigierte er mit letzter Würde.
»Is doch scheißegal!« setzte sich Bolli engagiert über derartige Kleinigkeiten hinweg und nahm seinen therapeutischen Faden wieder auf. »Sie dürfen nicht verzweifeln, Sie haben doch noch so viel vor sich!« Aber damit hatte er einen weiteren neuralgischen Punkt getroffen.
»Eben nicht«, widersprach Herr Maiwald. »Ich werde doch nächstes Jahr pensioniert.«
Ach, sieh mal einer an, freute sich Bolli. Das war ja ein beruhigender Gedanke.
»Das ist ja ein wundervoller Gedanke!« konstatierte er. »Das haben Sie sich aber redlich verdient.«
Maiwald aber schlug – im tiefsten »Raptus melancholicus« – traurig die Hände vors Gesicht. »Ich hab doch noch nichts geleistet. Was habe ich denn schon aufzuweisen außer ein paar Fahrraddieben«, haderte er mit sich selbst. »Ich kann doch auf nichts zurückblicken.«

»Blicken Sie nicht zurück«, empfahl Bolli. »Vergessen sie die Diebe und schauen Sie nach vorn!«
Aber das war es ja gerade, was ihm so Angst machte. Was sollte er denn tun, wenn er pensioniert war ohne Aufgabe, ohne Familie, nur mit dieser verflixten Frau Zimmermann und mit seiner Hypochondrie und mit seiner Naschsucht.
»Was soll ich denn bloß tun?«
Bolli drohte ihm mit dem Zeigefinger. »Mensch, Maiwald. Sie haben es doch so gut! Was glauben Sie, wie froh ich wäre, wen ich nie mehr meinen Job ausüben müßte. Endlich mal nur machen können, was einem Spaß macht! Mann, Sie haben doch rosige Zeiten vor sich! Zeit zu reisen, Zeit für den Sport, Zeit für kreative Hobbies! Was würden Sie denn am liebsten machen?«
»Nichts.«
»Na sehen Sie, das ist doch was! Das können Sie doch dann machen von morgens bis abends. Fangen Sie am besten gleich damit an!«
Ach, das war leicht gesagt. Aber die Angst vor der eigenen Courage, dem Nichts derartig in die Augen zu sehen, verursachte dem Patienten Maiwald feuchte Hände und trokkene Lippen. »Entschuldigen Sie, Herr Doktor«, bat er. »Hätten Sie vielleicht einen Schluck zu trinken für mich?«
»Aber selbstverständlich! Was glauben Sie denn, wo Sie hier sind?« Der Weihnachtsmann von HORTIE war in feierlicher Spendierlaune. »Kaffee? Cognac?«
»Schrecklich gern einen Kaffee.«
»Ach ja, Sie sind ja im Dienst.«
Schön wär's, dachte Maiwald.
Bolli drückte die Sprechtaste auf seinem Schreibtisch und orderte bei Fräulein Engel noch ein spätes Täßchen.
»Sagen Sie, Herr Doktor.« Der melancholische Kriminalist

schraubte Kopf und Stimme in die Höhe. »Gibt es nicht irgendein Mittel, das es mir leichter macht, mit meiner Situation fertig zu werden?«

»Sie meinen ein Medikament?«

»Ja.«

»Nein!« Bolli schlug entschieden mit der Faust auf den Tisch. »Das könnte Ihnen so passen! Solange ich hier in der Praxis das Sagen habe, gibt es keine Medikamente!« Aus Felix dem Glücklichen sprach jetzt Felix der Gesunde, für den Krankheit bis heute tatsächlich ein Fremdwort und Medikament absolut ein Horror war. Und er sprach so sehr mit der Kraft der Überzeugung, daß es Maiwald zu denken gab. »Nix da, mein Lieber! Nicht mit mir! Diese verfluchten Psychopharmaka sind doch nur die Produkte einer kranken Zeit. Der einzige, der sich daran gesund stößt, ist die Industrie, diese verdammte Pillen-Chemie. Aber, wie gesagt, nicht mit mir! Ich meine, was ist denn so eine Pille, doch nichts anderes als eine therapeutische Krücke. Aber wir müssen wieder lernen, ohne Krücke zu gehen!«

Wenn er nicht von Fräulein Engel unterbrochen worden wäre, hätte er gern noch ein paar Takte mehr zu diesem Thema gesagt.

Sie brachte den Kaffee. »Ich habe mir erlaubt, Ihnen etwas Süßes dazu zu tun.« Auf dem Tablett befand sich ein kleiner, in Silberfolie verpackter Schokoladen-Weihnachtsmann.

»Nein!« schrie Maiwald.

»Was ist denn?« erschrak Fräulein Engel.

»Da ist er wieder!«

»Wer?«

»Der Weihnachtsmann von HORTIE!«

»Nee«, korrigierte ihn Fräulein Engel. »Der ist von ALDI.«

Bolli gab ihr ein Zeichen, und auf leisen Stöckeln verließ sie schnell wieder den Tatort.

»Ich muß ihn fassen! Die Augen von Eugen Maiwald hatten jetzt frappierende Ähnlichkeit mit den toten Augen von London in dem gleichnamigen Film nach dem Kriminalroman von Edgar Wallace. »Vernichten!«

»Tun Sie's doch«, animierte ihn Bolli. »Essen Sie ihn auf!«

»Wenn ich ihn nicht zur Strecke bringe, Herr Doktor, werde ich niemals zur Ruhe kommen.«

»Wir dürfen die Hoffnung nicht aufgeben!« forderte Felix, der Optimist. »Was wären wir ohne Hoffnung?« Aber dieser Herr Maiwald schien wirklich ein ziemlich hoffnungsloser Fall zu sein. »Nun trinken Sie erst mal Ihren Kaffee. Wenn man was Warmes im Magen hat, ist alles halb so schlimm. Zucker?« Und er rührte ihm höchstpersönlich die Tasse um.

»Danke, Herr Doktor«, sagte der Kriminalhauptmeister gerührt. Wenn's doch bloß mehr solche Menschen gäbe, dachte er.

»Ich glaube, ich hab's!« mengte Bolli dem Kaffeegenuß noch eine Prise Zuversicht bei. »Korrigieren Sie mich, wenn ich mich irren sollte. Ich kenne mich ja leider nicht so aus in Ihrer Branche, aber gibt es da nicht diese alte kriminalistische Weisheit, nach der es den Täter immer wieder zum Ort der Tat zurückzieht?«

»Aber an welchen? Das ist doch ein ganz raffinierter Hund, der ist doch unberechenbar!«

»Sie sind ein guter Menschenkenner, was, Maiwald?« lobte der Weihnachtsmann von HORTIE.

»Ach, Herr Doktor. Ich sage Ihnen, der bringt es glatt fertig und geht ab morgen zu CO-OP!«

CO-OP? Nee, dachte Bolli, das lohnt sich nicht mehr. »Wo

hat er denn zuletzt – äh – zugeschlagen?« erkundigte er sich höflich.
»Am Hauptbahnhof. Haben Sie denn nichts davon mitgekriegt?«
»Tut mir leid, aber die Patienten lassen mir einfach keine Zeit für ein Privatleben.« »Sonst hätte ich bestimmt gleich gewußt, wer Sie sind, Herr Kommissar!«
Was für ein guter Mensch, dachte Maiwald wieder. Warum gab es denn nicht mehr von dieser Sorte.
»Sind Sie denn schon, wie soll ich sagen –«, äußerte der gute Mensch besorgt, »ein bißchen fündig geworden? Irgendeine Spur? Irgendwelche Anhaltspunkte?«
»Nein.«
»Gar nichts.«
»Nichts.«
»Ach, das tut mir aber leid«, seufzte der Weihnachtsmann von HORTIE. »Aber was nicht ist, kann ja noch werden. Ich meine, es geht mich ja nichts an, aber wie wär's denn, wenn Sie mit Ihren Leutchen bis Weihnachten ein ganz besonderes Auge auf den Hauptbahnhof werfen. Vielleicht kommt der doch nochmal an den Tatort zurück.«
»Ach, Herr Doktor, wenn das alles so einfach wäre!« Eugen Maiwald stellte seine Tasse auf das Tablett zurück und hatte tatsächlich so was Ähnliches wie ein kleines nachsichtiges Lächeln im Gesicht.
»So gefallen Sie mir schon besser, Herr Kommissar!« freute sich Bolli und klopfte ihm auf die Schulter. »Nur Mut! Sie sind dem Burschen näher, als Sie denken.«
»Ihren Optimismus möcht ich haben«, wünschte sich Maiwald. Aber irgendwie fühlte er sich jetzt nicht mehr ganz so deprimiert. Er erhob sich und schüttelte dem

Weihnachtsmann von HORTIE herzlich die Hand. »Vielen Dank, Herr Doktor. Und auf Wiedersehen!«
Das eilt nicht, dachte Bolli und brachte ihn mit seinen besten Wünschen zur Tür. »Lassen Sie den Kopf nicht hängen, Herr Kommissar! Wir werden den Kerl schon schnappen!«
»Meinen Sie?«
»Aber natürlich! Machen Sie's gut, mein Lieber, ich bin sehr zufrieden mit uns!«
Was für eine seltsame Ironie des Schicksals, dachte Maiwald, als er draußen in den Lift stieg. Seit er versuchte, dem Weihnachtsmann von HORTIE auf die Spur zu kommen, war diese menschliche Begegnung soeben bisher eigentlich das einzig positive Ergebnis . . .

Es fielen noch ein paar Flocken aus der vorüberziehenden Schneewolke, und dann stand auf einmal ein silberheller Mond mitten über dem »Gästeheim am Englischen Garten«. Im Osten kündigte sich schon in dämmrigem Blau der Morgen an. Doch hier in dem paradiesisch ruhigen Sackgäßchen direkt am größten Stadtpark der Welt war es um diese Stunde noch stockfinster, sieht man einmal ab von dem Mond und einem schwachen Lichtschein, der aus dem Zimmer Nummer drei fiel. Es war eine fast surrealistische Stimmung, die an das »Reich der Lichter« von Magritte erinnerte, das in einer billigen Reproduktion über dem Klappbett dieses Zimmers hing. Die merkwürdigen Kontraste, die sich in diesem Bild fanden, spiegelten in etwa die Verfassung wider, in welcher sich Bolli in dieser Nacht befand.
Seit vielen Stunden lag er wach in dem schmalen, unbequemen Bett und dachte darüber nach, was ihm geschehen

war. Er wachte und dachte, aber er konnte es einfach nicht begreifen. Auch wenn er ja wußte, daß das Leben eine Wundertüte war, es gab Hauptgewinne, gegen die man einfach machtlos war.
Felix der Glückliche. Sein Instinkt war goldrichtig gewesen, wieder mal. Abwarten und inspirieren lassen. Volles Risiko gehen. Alles oder nichts. Und Fortuna hatte ihn nicht verlassen. – Gebangt, aber gewonnen.
Und nun lag er da mit dem Lohn der Angst. Aber das Ausmaß dieser Belohnung machte ihn ganz kirre. Er hatte alles so klar und kühl vorbereitet und so geradlinig weitergedacht. Den weihnachtlichen Coup und die Zukunft im neuen Jahr. Das Geld und dann ab in die Südsee. Bei Tagesanbruch die Stadt verlassen, mit der Bundesbahn gemütlich nach Frankfurt und von dort mit dem Flieger nach Antigua, wo sein alter Freund Thieme den St. James Club führte, den karibischen Ableger der Londoner Nobelinstitution. Dort pflegte Bolli schon seit Jahren zu überwintern. Ein Traumplatz für Streßgeplagte, die sich nach absoluter Entspannung sehnten. Gab es etwas Reizvolleres als jetzt, wenn ganz Deutschland im Schneematsch versank, sich in champagnerfarbenem Muschelsand bräunen zu lassen, Tennis zu spielen und in verwunschenen Buchten zu segeln? Picknicks am Strand, Calypso- und Reggae-Rhythmen . . .
Aber auf einmal war das alles überhaupt nicht mehr reizvoll für ihn. Weil er jetzt genau wußte, daß er bei allem allein sein würde. Ohne Sybille – er wehrte sich gegen die Vorstellung, aber er hatte keine Chance gegen sein Herzklopfen – ohne Sybille würde er jetzt überall auf der Welt allein sein, egal, ob Südwind oder Calypso- oder Reggae-Rhythmen ihn umwehten, oder ob karibische Sterne über ihm funkelten.

Morgen, 15 Uhr, im Schneematsch, gegenüber von HORTIE, im »Commercio« ... Das Herzklopfen wurde immer stärker. Und das, fühlte er, war das eigentliche Geschenk, das Sybille ihm gemacht hatte: Sein Herz lebte!
Sybille! Seine Lippen formten lautlos den Namen seines Herzklopfens. Sybillesybillesybille!
So sehr er auch den Kopf schüttelte über sich, das Herzklopfen war da. Und es wollte nun mal nicht nach Antigua, sondern nur ins »Commercio«, morgen, 15 Uhr.
Aber das war unmöglich! Das war absolut verückt. Das war doch das reinste Himmelfahrtskommando! Wie weit, fragte sich der Weihnachtsmann von HORTIE bang, wie weit soll ich das Schicksal denn noch herausfordern? –
Sein Teufelspakt mit der Psychotherapie war beendet. Keinen Tag länger durfte er diesen schizophrenen Rollentausch noch riskieren. Er hatte in der Praxis von Professor Otto auf dem Vulkan getanzt, und der Vulkan hatte es sich bieten lassen, ohne hochzugehen. Ein weiteres Tänzchen war nicht mehr zumutbar. Dem Vulkan nicht und auch nicht dem Traumtänzer. Hau ab jetzt, sagte die klare Stimme der Vernunft in ihm. Hau ab, so schnell es geht! Mit dem ersten Intercity nach Frankfurt und ab nach Antigua zu Freund Thieme. Du bist reif, Junge, reif für die Insel. Du hast hier die Vorstellung deines Lebens abgeliefert. Alles ist gutgegangen, Erfolg auf der ganzen Linie. Kein Mensch ist dir auf die Schliche gekommen, du hast dein Geld.
Und das Herzklopfen? Was mach' ich damit, fragte er sich, fragte er seine Stimme der Vernunft. Auch auf die Insel damit? Nein, dieses Herzklopfen ließ sich nicht so einfach exportieren. Damit würde er auf Antigua krank werden. Das ließ sich leider nur hier behandeln.

Aber das ist wirklich unmöglich, beharrte die Stimme der Vernunft. Das ist absolut verrückt!
Das gebe ich zu. Aber, setzte sich Felix der Glückliche herzklopfend mit der Stimme der Vernunft auseinander, ist das Glück nicht sowieso etwas absolut Verrücktes? Was ist denn eigentlich das Glück? Doch nichts anderes als das richtige Rendezvous zum richtigen Zeitpunkt. Zur richtigen Zeit am richtigen Ort mit dem einzig richtigen Therapeuten für sein Herzklopfen. Aber dieses Rendezvous zu erreichen, das heißt die Sprache verstehen können, in der sich das Glück mit uns verabreden will. Und das ist wohl wirklich fast unmöglich. Aber einfach abhauen und sein Schicksal schwänzen – das war noch viel unmöglicher.

»Die Liebe ist und bleibt das größte aller psychischen Phänomene. Und deshalb wird sie jeder naturwissenschaftlichen Forschungsmethode nur sehr schwer zugänglich sein. Aber –« Der Hörsaal B der Ludwig-Maximilians-Universität war rappelvoll. Kein einziger Platz war mehr frei, und in den Gängen und hinten auf der Empore stauten sich sogar die Steher. Es war ein bißchen so wie neulich bei Paul McCartney in der Olympiahalle, nur die Wunderkerzen fehlten.
Doktor de Witt war an sich kein ausgesprochener Liebhaber von Massenansammlungen, aber in diesem speziellen Fall war ihm der Andrang auf die Sonderveranstaltung der Philosophischen Fakultät nur recht. Denn, ehrlich gesagt, er genierte sich ein wenig, daß er seine Arbeit im Institut unterbrochen hatte, um mal kurz hier vorbeizuschauen und zu hören, was Signore Francesco Alberoni zum Thema »Das Abenteuer verliebt zu sein« aus sozio-psychologischer Sicht zu sagen hatte.

Daß der eher unscheinbar wirkende Professor von der Universität Mailand mit seiner ziemlich farblosen Rhetorik einen solchen Zulauf verzeichnen konnte, lag offenbar weniger an seiner Ausstrahlung. Es war vielmehr eine erneute Bestätigung, daß die Liebe wohl immer und überall das beliebteste Gefühl im Leben der Menschen war, ist und bleiben wird. Das Gefühl aber auch, mit dem die Menschen immer und überall auch die meisten Schwierigkeiten haben. Sonst wären sie wohl kaum alle so gierig auf alte und neue Erkenntnisse, die ihnen helfen sollten, sich ihrer Liebesfähigkeit bewußt zu werden, sie weiterzuentwickeln und sich vor allem aus dem Käfig ihrer oft so fragwürdigen zwischenmenschlichen Anschauungen zu befreien. Und sonst wäre es auch schwer zu erklären, warum sich Doktor de Witt jetzt ein bißchen so vorkam, als wäre er in eine Kinovorstellung geraten, die erst ab 18 Jahren freigegeben war, während er sich selbst, wenn er an Fräulein Engel dachte, höchstens wie ein Untersekundaner vorkam.
»Natürlich: In einer so lieblosen Zeit wie der unsrigen muß die Liebe wieder zum Mittelpunkt unseres Denkens, Fühlens und Handelns werden«, dozierte Francesco Alberoni. »Nur: Ein Mensch, der voll und ganz mit sich, dieser Zeit und dieser Welt zufrieden ist, wird sich nicht verlieben. Denn er ist nicht bereit, die Alles-oder-Nichts-Regeln der Verliebtheit zu akzeptieren.«
Doktor de Witt kniff unwillkürlich die Lider zusammen, und wie in einer weichen Filmüberblendung legte sich vor seinem inneren Auge über die romanischen Züge des Mailänder Psychologieprofessors das hübsche, helle Gesicht von Fräulein Engel. Wenn der Kerl da recht hätte, dachte de Witt dunkel, dann hab' ich ja wohl keine Chance. Denn wenn es überhaupt einen Menschen gab, der so offensicht-

lich mit sich und der Welt zufrieden war, dann schien dies niemand anderer zu sein als Fräulein Engel. Dieser strahlende Optimismus, diese heile Ausstrahlung! Jeder Mensch, der sie sah, mußte doch unweigerlich das Gefühl haben, sich allein schon in ihrer Nähe irgendwo an einem sorglosen südlichen Strand zu befinden. Der Gedanke an ihre Nähe tat fast körperlich weh.

»Aber bevor man es wagt, sich in die Liebe zu stürzen«, fuhr der Professore fort, »und der Ausgang jeder Liebe ist natürlich immer vollkommen ungewiß, muß man im Grunde das Gefühl haben, nichts verlieren zu können. Das ist die Voraussetzung dafür, daß man überhaupt jemanden in sich verliebt machen kann. Er muß selbst in jenem Zustand sein, in dem er willens und bereit wäre, quasi aus großer Höhe zu springen, ohne zu wissen, ob ihn dort unten ein Netz auffangen wird. Und ich frage Sie, meine Damen und Herren, wer von uns ist denn schon in einer solchen Gefühlslage? –«

Ich, du Idiot! Doktor de Witt begann, sich zu ärgern. Konnte sich dieser Kerl so eine Grathöhe nicht vorstellen oder wollte er nicht? Im Sinne eines netten, wohltemperierten Lebens ohne Risiko, ohne Sensation, ohne Fragezeichen. Ohne das einzig Wesentliche im Leben überhaupt, ohne daß das Herz lebte! Idiot! Sicher, es gab jede Menge Menschen, die sich sagen: Nein, danke! Mein Bedarf ist gedeckt. Ich habe keine Lust mehr auf dieses alberne, verrückte Spiel. Und wenn die Verliebtheit vorbei ist, fragen sie sich desillusioniert: Mensch, wie konnte ich nur! Solche Menschen waren natürlich nicht in der Lage, sich zu verlieben. Man mußte halt erkennen, ob jemand überhaupt bereit war, Verliebtheit anzunehmen.

Professor Alberoni schien de Witts Gedanken erraten zu

haben: »Wenn man merkt«, erläuterte er das Fazit seiner soziologischen Untersuchungen (oder seiner persönlichen Erfahrungen), »daß jemand mit aller Macht in seinem arrangierten Leben bleiben möchte, in den sich selbst geschaffenen und akzeptierten Alltäglichkeiten, dann sollte man das respektieren und lieber nicht springen. Man kann sich dann viel Leid und Enttäuschung sparen.«

Danke, das genügte! Doktor de Witt verließ den Hörsaal und knallte die Tür hinter sich so laut krachend zu, daß die Leute da drinnen endlich wieder einen natürlichen Ton zu hören bekamen. Also nee! So was von einem miesen, negativen Theoretiker!

Aber mehr noch als über den Mann aus Mailand ärgerte sich de Witt über sich selber. Eigentlich war dies nur die gerechte Strafe für seine kleinmütige Unsicherheit. Was hatte er sich denn versprochen, als ihm heute mittag am Schwarzen Brett der Hinweis auf diesen Vortrag aufgefallen war? Warum hatte er sich hier reingeschlichen wie in eine Peep-Show? Hatte er allen Ernstes gedacht, daß ihm ausgerechnet hier der Laserstrahl der zwischenmenschlichen Erleuchtung zuteil werden würde? Daß ihm irgend jemand auf der Welt in seinem Dilemma weiterhelfen könnte? Ausgerechnet ein sozio-psychologischer Theoretikerknallkopf? Das könnte dir so passen, was! Wissenschaft und Forschung nehmen dir alle Probleme ab. Alma mater macht das schon, wie? Hatte er vielleicht erwartet, daß man ihm hier ein Patentrezept ausschreibt, wie er was tun müsse, um Fräulein Engel endlich wiederzusehen? Selber Idiot! Geh nicht zu irgendwelchen aufgeblasenen Quatschköpfen, geh zu ihr!

Angesichts des zu erwartenden hohen Besuchs war Kriminalhauptmeister Maiwald bemüht, sich mit Hilfe eines kleinen Spielchens zu konzentrieren. Seit seiner ersten heimlichen Sitzung beim Psychotherapeuten fühlte er eine gewisse Spannkraft in sich, und die versuchte er nun, auf einen Bleistiftstummel zu übertragen, der neben der Schreibunterlage in seinem Büro lag. Er ließ den Stift auf der leicht angehobenen Fläche rollen, fing den Schwung aber mit der Anhebung der anderen Seite der Kunststoffplatte auf, so daß der Stummel mitten in seiner Rechtsdrehung stoppte und zurückrollte. Schneller, noch schneller und noch schneller. Hin und her, immer näher an die Ränder, bis – jetzt, nein, nur beinahe, aber jetzt, jawohl, bis der rollende Holzstift zuviel Schwung hatte, um aufgehalten zu werden und die Kante übersprang und klappernd über den Schreibtisch holperte.

Eugen Maiwald sah dem davonrollenden Stummel fasziniert nach und erschrak. Denn in sein Blickfeld jenseits der Schreibtischplatte gerieten jetzt zwei Frauenbeine. Zwei sehr hübsch gewachsene Frauenbeine, die ruhig zwischen Schreibtisch und Tür standen, mit modischen, bizarr gemusterten Strümpfen. Beine, die zu Fräulein Fuchs gehörten, der Sekretärin von K 211. Worüber Maiwald erschrak, war nicht die Tatsache, daß das hübsche Fräulein Fuchs ihn beim Spielen ertappt hatte, sondern vielmehr, daß er das hübsche Fräulein Fuchs zum ersten Mal, seit er sie kannte, als ein hübsches Fräulein registrierte. Darüber wunderte er sich so sehr, daß er erschrak.

»Entschuldigen Sie, wenn ich Sie gestört habe«, sagte sie.

Er zwinkerte irritiert. Aber dann lachte er. »Nichts für ungut, Fräulein Fuchs. Geben Sie's ruhig weiter an unsere Presseabteilung: Kriminalhauptmeister Maiwald verspielt seine letzten Monate! Möglicherweise verhilft mir das im Präsidium noch zu einem Hauch von Menschlichkeit, den keiner bei mir vermutet hätte, am wenigsten ich selber.«

»Aber ich bitte Sie.«

»Wär' doch gar nicht schlecht, wenn sich das rumsprechen würde«, flachste er. »Wer weiß, vielleicht hat dann sogar der Weihnachtsmann von HORTIE ein Einsehen und läßt sich doch noch von mir fangen!«

»Deswegen bin ich eigentlich gekommen«, sagte Fräulein Fuchs, »die Herren vom Kabelfernsehen sind da.«

»Ich lasse bitten!« Er zwinkerte ihr aufgeräumt zu. »Verraten Sie mich auch nicht beim Chef?«

»Großes Ehrenwort!« Sie schüttelte den hübschen Kopf, daß die brünetten Locken auf ihrer Stirn tanzten, und ging. Und hinterließ bei Eugen Maiwald ein ganz kleines Frühlingsgefühl. Mitten im Dezember.

Und dann warfen, im Zwielicht dieses vorweihnachtlichen Freitags, große Ereignisse große Schatten in sein Büro; durch die Tür kamen, nein, schritten drei stattliche junge Herren. Der vorderste trug sein rotblondes Boris-Becker-Haar wie einen Feuerwehrhelm. Es stand ihm in einer strammen, sportiven Welle über den Augen und hing wie ein Nackenschutz über dem Kragen seiner Wildlederjacke. Der zweite junge Mann hatte trotz seiner vielleicht höchstens dreiundzwanzig Jahre schon eine Stirnglatze, war aber dafür mit einem imposant gekräuselten schwarzen Backenbart geschmückt, der so breit und dicht und filzig aussah, daß er Maiwald sofort daran erinnerte, daß er für seinen Keller unbedingt Putzwolle nachkaufen mußte.

Der dritte junge Mann hatte eine in kühne Wellen gelegte, stark nach Pomade duftende, aber sonst ganz normale Frisur. Er trug eine Sonnenbrille, deren Gläser die Größe von

Suppentassen hatten und nur noch einen ganz schmalen Streifen Stirn, Reste der Nase, die Ränder der Ohren und den Mund sehen ließen. Im Mund hing ihm ein stinkender Zigarillo.
»Grüß Gott«, sagte der mit der Feuerwehrfrisur. »Wir kommen von TV SCHWARZ-BLAU.«
»Herzlich willkommen, meine Herren!« Maiwald bot ihnen Platz an und musterte sie gefaßt. Während ihn sonst das breite Spektrum des männlichen Phänotypus eher beunruhigte, empfand er heute sogar ein gewisses Amüsement an der Vielfalt menschlicher Erscheinungsformen. Wieder ein neuer Zug, den er an sich entdeckte. Seien Sie immer schön optimistisch, hatte der Psycho-Doktor ihm eingebleut. Sie sind dem Burschen näher, als Sie glauben!
»Darf ich Ihnen eine Erfrischung anbieten, meine Herren?«
»Danke«, sagte der Junge mit der Putzwolle. »Es reicht, wenn Sie das Fenster ein bißchen öffnen.«
In Anbetracht des ätzenden Zigarillos ließ Maiwald sich das nicht zweimal sagen.
»Ich freue mich«, eröffnete er schließlich die Konferenz, »ich freue mich, daß Sie gekommen sind, und das gleich in Kompaniestärke. Aber Sie können mir glauben: Das Individuum, um das es hier geht, ist in all seinen Aspekten eine wirklich große Gefahr für unser ganzes soziales Gemeinwesen. Der HORTIE-Coup und die Folgen, die sich für unsere Landeshauptstadt daraus ergeben haben, erreichen eine Dimension, die für einige Herrschaften unter unserem Himmel noch gar nicht abzusehen sind.« Die Sonnenbrille räusperte sich so unmißverständlich, daß Maiwald ganz schnell zur Sache kam. »Kurzum«, schloß er, »auf diesen Kerl muß man jetzt wirklich alles ansetzen, was

Beine hat. Und deswegen haben der Chef des Raubdezernates und ich beschlossen, daß wir uns an eine breite Öffentlichkeit wenden.«

»Dann sind Sie bei TV Schwarz-Blau goldrichtig«, grinste die Sonnenbrille. »Kein bayerischer Sender hat eine derartige Zuwachsrate wie wir momentan.«

»Relativ gesehen«, relativierte die Putzwolle. »Mein Name ist übrigens Niehoff. Wir hatten telefoniert, glaube ich.«

»So ist es«, bestätigte Maiwald. So also sah ein Fernsehredakteur aus.

»Dies hier«, Niehoff deutete auf den Rotblonden, »ist unser Chef vom Dienst, Herr Nicolai. Und das ist Herr Adam, der Regisseur unserer Sendung.«

»Angenehm!« In der Gesellschaft dieser selbstbewußten optimistischen Yuppies, dachte Maiwald, konnte man wirklich Pläne machen. »Meine Herren, ich will ganz ehrlich zu Ihnen sein. Es wird allerhöchste Zeit, daß wir die Bevölkerung gezielt um Mithilfe bitten. Wir sitzen fest, tappen völlig im dunkeln. Kommen einfach nicht von der Stelle, ich sag's, wie's ist. Wenn wir in den nächsten Tagen keine neue Spur finden, werden die weiteren Ermittlungen fast aussichtslos sein, weil wir nicht mehr wissen, in welche Richtung wir ermitteln sollen.«

»Ein klassischer Fall für TV SCHWARZ-BLAU«, konstatierte die Putzwolle.

»›*Freunde, Helfer und Ganoven*‹.« Der Feuerwehrhelm ließ die Worte schmalzig auf der Zunge zergehen. »Wenn's unsere Sendung nicht schon gäbe, müßte man sie für den Weihnachtsmann von HORTIE direkt nochmal erfinden!«

»Bin ich richtig informiert«, erkundigte sich Maiwald, »daß Ihre Sponsoren unsere Belohnung noch um weitere fünf Prozent aufstocken wollen?«

»Is' gebongt«, bestätigte die Sonnenbrille und sog zuversichtlich am Zigarillo.
»Na fein. Ehrlich gesagt«, vertraute der Kriminalhauptmeister den jungen Herren an, »manchmal hab' ich schon befürchtet, daß es nur noch Leute gibt, die dem Weihnachtsmann die Daumen drücken. Als ob es sich hier um ein Kavaliersdelikt handelt.«
»Keine Sorge«, versetzte Redakteur Nicolai. »Ich behaupte, wer bei uns einschaltet, hat mit Sicherheit ein ziemlich gesundes Verhältnis zu Recht und Ordnung und zu ordentlicher Rechts-Unterhaltung. Ich glaube, bei ›*Freunde, Helfer und Ganoven*‹, da stimmt einfach die Chemie.«
»Und die Psychologie«, ergänzte Adam, der Regisseur.
»Psychologie?« fragte Maiwald interessiert. »Wie meinen Sie das?«
»In unserer Sendung«, erläuterte die Putzwolle, »wollen wir nicht nur über das ›corpus delicti‹ und den ›modus operandi‹ berichten, sondern wir wollen uns darüber hinaus so intensiv wie möglich, in Zusammenarbeit mit Ihren Ermittlungserkenntnissen, der kriminalpsychologischen Struktur des Täters widmen. Wir wollen versuchen, der Gesamtpersönlichkeit unseres Rechtsbrechers auf die Schliche zu kommen, aufgrund von Indiz und Vermutung. Capito?«
»Aber bisher geht es vorerst noch um ein Phantom«, gab Maiwald zu bedenken.
»Es geht mir in erster Linie darum«, erklärte der Regisseur, »zunächst einmal psychologisches Licht in das Dunkel der aufzuspürenden Persönlichkeit zu bringen. In unserem konkreten Falle also geht's um den mutmaßlichen Charakter des Weihnachtsmanns und seine seelische Beziehung zu HORTIE. Und zwar vor, während und nach der

Tat. Verstehen Sie, Inspektor? Wir wollen ja nicht nur berichten, was geschehen ist, sondern auch fragen: Was kann noch geschehen? Was mag er jetzt wohl so treiben, dieser Mann? Wie sieht wohl heute der Tag aus von dem Mann, den wir suchen? . . .«

Der Tag, der Bollis Leben veränderte, setzte sich mit einem bilderbuchreifen Sonnenaufgang in Bewegung. Im Gästeheim am Englischen Garten staunte Felix der Glückliche aus dem Fenster von Zimmer Nummer drei. So etwas hatte er schon seit vielen Jahren nicht mehr erlebt.
So wie es in der Natur Lerchen und Eulen gibt, so läßt sich auch die menschliche Natur in Lerchen- und Eulen-Typen unterscheiden, und Bolli gehörte ganz eindeutig zu letzteren. Aufzuwachen, ohne geweckt zu werden, das gehörte mit zu den wichtigsten Luxusartikeln seines Lebens, und meistens war er so frei, sich das auch leisten zu können. Daß dies heute nun schon um kurz nach acht Uhr passierte, war rein psychisch zu erklären.
Aber viel genauer als durch die Psyche, dieses merkwürdige Ding, mit dem der Weihnachtsmann von HORTIE seinen Teufelspakt eingegangen war, viel treffender noch erklärt sah Bolli seine Verfassung auf dem altmodischen Abreißkalender über seinem Bett. Da stach ihm nämlich ein Vierzeiler von Adolf Glaßbrenner ins Auge:

Die Liebe ist ein Feuerzeug
Das Herz, da ist der Zunder
Und fällt ein kleines Fünkchen rein
Dann brennt der ganze Plunder.

Über hundert Jahre war es schon her, so entnahm Bolli den Lebensdaten des Berliner Poeten unter dem Vers, daß diese Zeilen geschrieben wurden. Und nichts hatte sich daran geändert, nicht ein Fünkchen. Damals hieß sie vielleicht Mathilde. Heute hieß sie Sybille. Und Bolli mußte jetzt an das Feuerzeug denken, das sie ihm bei ihrer ersten Begegnung geschenkt hatte. »Gefällt es Ihnen?« hörte er ihre Stimme. »Ich schenk's Ihnen! Keinen Pfennig! Ich hab's geklaut!« Damals, vor ein paar Tagen.
Und während er hellwach und fasziniert auf den ungeheuren Sonnenball starrte, der da hinten im Osten orangemetallic durch die Nebel brach, projizierte seine Sehnsucht das Gesicht von Sybille Bast auf die Sonne. Dieses Gesicht mit den Proportionen von einer Klassik, die es eigentlich gar nicht mehr gab. Mit diesen Augen, die Bolli ins Schleudern gebracht hatten. So riesig. So dunkel. Glänzend wie Chinaholz. Augen wie Irrgärten ...
Zwei Wildenten flogen über die Brücke vom Schwabinger Bach. Bolli beobachtete, wie sie ihre Schwimmhäute in Flugrichtung stemmten und ein paar Meter weiter im Kleinhesseloher See landeten, wo sie silberne Furchen ins Wasser zogen, das noch nicht zugefroren war. Der Anblick des Sees kam ihm wie eine kleine Halluzination vor. Wann immer er um den See spazierengegangen war, meistens am späten Nachmittag, wenn's warm war und Wochenende und München ausgeschlafen hatte, dann konnte man vor lauter lässig dahinlatschenden Leuten manchmal gar nicht die kleine Insel sehen, die jetzt im frühen diffusen Sonnenlicht aussah wie eine der Zeichentricklandschaften aus dem »Bambi«-Film von Walt Disney.
Zeichentrickfilm. Eigentlich, dachte er, ist mein ganzes Leben bis heute ein einziger Zeichentrickfilm gewesen. Non-

stop. In aller Couleur. Er hatte immer die Intention gehabt, die Zeichen seines abenteuerlichen Lebensfilms zu sehen und umzusetzen, weil er die dazu erforderlichen Tricks nun mal beherrschte. Und unter dem Eindruck der phantastischen Wirklichkeit dieses Morgens registrierte er dankbar, was für eine aufregende Karriere sein ganz persönlicher Trickfilm doch gemacht hatte: Als Weihnachtsmann von HORTIE nominiert für den »Doktor de Witt«, sah er mit Herzklopfen seinem Rendezvous mit Sybille Bast entgegen.

Mit einer völlig unakademischen Viertelstunde Verfrühung erschien er im »Commercio«. Aber das war auch höchste Zeit, denn er brauchte gut zwanzig Minuten, um in dem zu dieser Tageszeit noch völlig unbesetzten Lokal von Stuhl zu Stuhl herumrutschen und auf diese Weise herausfinden zu können, von wo aus er Frau Bast bei ihrem Eintreffen am liebsten beobachten wollte, beziehungsweise in welcher Perspektive er von ihr wohl am schmeichelhaftesten wahrgenommen werden könnte.
Er war so aufgeregt wie tausend Karpfen vor Silvester. Sein Magen fuhr Achterbahn mit ihm, seine Zunge war vor lauter Schluckbeschwerden schon ganz schlaff, und er dachte, daß der Martini vor ihm im Glas jeden Moment über den Rand schwappen mußte, so stark fühlte er sein Herz über den Brustkorb hinaus schlagen. Er war sehr irritiert, wie wenig er sich selber noch in der Gewalt hatte. Aber irgendwie war es eine ganz faszinierende Irritation, denn so wild, wie sein Herz schlug, so wild war er darauf, sich selbst noch einmal so neu kennenlernen zu dürfen.
Als sie durch die Tür kam, wurde er zu seiner Überraschung sofort ganz ruhig. Er sah ihr in die Augen und

hatte das schizophrene Gefühl, daß ihm jetzt überhaupt nichts mehr passieren könnte. So vertraut erschien ihm die magnetisierende Duftaura ihrer Nähe. So geborgen fühlte er sich in dem Wetterleuchten dieser Naturereignisaugen. War er vorher nur so aufgeregt gewesen, weil er unbewußt befürchtet hatte, sie würde nicht kommen? Vielleicht hatte er nur die Qualen einer Verlustangst durchlitten, die rein hypothetisch war, ihn aber schon allein in der Vorstellung total durcheinander wirbeln konnte.

»Gut, daß Sie gekommen sind«, sagte er erlöst.

Sie sagte nichts. Aber in ihren großen dunklen Pupillen sprühte ein heller Funke. Ihre Hände machten eine schlanke ausholende Bewegung. Er war auf eine Berührung gefaßt, aber sie entschied sich für das Zigarettenetui in ihrer Handtasche. »Haben Sie mal Feuer?«

Er gab es ihr und dachte lächelnd an Adolf Glaßbrenner. Die Liebe ist ein Feuerzeug . . .

»Sie scheinen sich wirklich zu freuen«, stellte sie fest.

»Ja. Ich freue mich. Ich freue mich sogar sehr.«

Sie inhalierte zwei intensive Züge aus ihrer Zigarette und ließ sich seine Freude gefallen.

»Und jetzt?« fragte sie leise.

»Das weiß ich genauso wenig wie Sie«, gab er ganz ehrlich zu. »Wissen Sie, wie ich mich fühle?« Sie würde es ihm wahrscheinlich nicht abnehmen, aber wenn er ihr nicht die Wahrheit sagen würde, dann hätte er auch nach Antigua fliegen können. »Ich habe das Gefühl, daß ich durch Sie, wie soll ich das bloß sagen, auf einem ganz aufregenden Nullpunkt angelangt bin. Als ob alle Hypotheken meines Lebens auf einmal gelöscht sind, als ob irgendwas nochmal von ganz vorn beginnen könnte. Entschuldigen Sie meine Ehrlichkeit, sie ist für mich selber völlig überraschend,

aber ich muß das gesagt haben, was immer Sie damit anfangen können oder wollen. Verstehen Sie das?«
»Ich versuche es.«
»Sybille, ob Sie es glauben oder nicht, bitte, glauben Sie's: Ich komme mir plötzlich so neu und jung vor, daß ich mir gar nicht sicher bin, ob ich Sie überhaupt schon in ein öffentliches Lokal ausführen darf! Ich hab' irgendwie das Gefühl, daß wir beide noch ein Fall fürs Jugendschutzgesetz sind.«
Der erste Blick, der erste Kuß, das ist nichts im Vergleich zum ersten gemeinsamen Lachen. Das ist wohl der entscheidende Kontakt, der eigentliche Wendepunkt. Auch wenn Sybille jetzt nur dachte: ungeheuer sympathisch, dieser Doktor de Witt. Und wirklich erstaunlich jungenhaft. »He«, lachte sie. »Ich bin nicht mehr fünfzehn, ich bin sechzehn und viele, viele Monate. Vielleicht bin ich sogar schon ein paar Jahre älter als vierzig.«
»Na und?« antwortete er. »Wenn es darauf ankäme, dann bin ich so alt wie die Welt. Aber in Ihrer Gegenwart komme ich mir so jung vor wie seit Jahrzehnten nicht mehr. Ich komme mir beinahe unschuldig vor«, grinste er. Er sah sie lange an, und da war tatsächlich nichts mehr von der stählernen Stärke in seinen Augen. Diese Schranke, auf die sich seine Selbstbeherrschung sonst so verlassen konnte, war geöffnet. Da war wirklich nur noch unschuldige Naivität, Neugier und Nicht-Wissen-Wohin-Damit. Er wußte nicht, was er von dieser Begegnung erwarten sollte, erwarten durfte. Aber er war mit allen Fasern bereit, sich der ersehnten Situation anzuvertrauen. Sein Herz und die Fenster seiner Seele waren weit geöffnet und bereit aufzunehmen, was der Augenblick bestimmte.
»Sie sind der schönste Mensch, der mir jemals begegnet

ist«, sagte er. Sie trug ihre Schönheit wie einen ganz leichten Schal, den sie nachlässig über die Stuhllehne geworfen hatte. Und der Augenblick bestimmte ihm aufzupassen, daß sie ihren Schal nicht vergaß. Es war ein sehr glückliches Gefühl, die Nähe dieser Frau zu genießen und all die glücklichen Verhältnisse zu studieren, die in ihrem Gesicht zwischen ihren Backenknochen, der Nase, dem Kinn, den Lippen, der Stirn und vor allem ihren Augen bestanden.

»Was ist? Warum sehen Sie mich so an?«

»Ich würdige nur die Tatsache«, erklärte er feierlich, »daß Sie einzigartig sind.«

»Das muß ich wohl sein«, lächelte sie, »sonst hätten Sie mir ja wohl kaum die Premiere eines Lokaltermins erwiesen.«

»Das meinte ich nicht«, sagte er mit einer so festen Ernsthaftigkeit, die er gar nicht beabsichtigte, die sich aber einfach selbständig machte in ihm. »Wie soll ich sagen, die Frauen, mit denen ich es bisher zu tun hatte, konnten schön sein oder nicht, jung oder älter, sympathisch oder weniger sympathisch, aber sie waren nie einzigartig. Sie waren immer zwei, drei oder mehr Frauen in einer, immer verschiedene Frauen in einer Frau, verstehen Sie? Nein, das können Sie nicht verstehen. Ich begreife es ja auch erst gerade. Ich dachte bisher immer, daß alle Frauen in sich ganz vielfache Geschöpfe sind, wie diese indischen Göttinnen mit vierundzwanzig Köpfen, achtundvierzig Armen und sechsundneunzig Fingernägeln.«

»Kurz: ein Monster!« lachte sie. Sie betrachtete ihre zehn makellosen, perfekt gelackten Fingernägel und faßte erst nach dem einen, dann nach dem anderen Handgelenk, wie um sich zu vergewissern, daß es nur zwei waren. »Und

daher schätzen Sie mich aus dem simplen Grund, daß ich nicht mehr als zwei Arme und nur einen Kopf habe?«
»Sie haben recht, sich über mich lustig zu machen«, befand er. »Ich weiß auch nicht, was ich Ihnen da alles sage. Ich weiß nur, daß ich Ihnen so vieles sagen möchte.«
»Ich höre Ihnen sehr gern zu.«
»Dann glauben Sie mir bitte Ihre Einzigartigkeit. Das ist nämlich eine der ganz wenigen Wahrheiten, an die ich glaube.«
»Wenn Sie darauf bestehen. Aber ich dachte, daß jede Frau, ich meine, daß jedes Krankheitsbild im Grunde doch ganz individuell sein muß.«
»Ach so, Sie meinen in der Praxis?«
»Wovon sprechen Sie denn sonst?«
»Ausnahmsweise von meinen privaten Erkenntnissen.«
Er ließ sich nicht in den Irrgarten ihrer koketten Ironie schicken.
»Das habe ich natürlich nicht zu hoffen gewagt«, versetzte sie. »Aber da sollten Sie sich keine allzu großen Gedanken machen. Ich glaube, als Privatperson bin ich weniger einzigartig als einfach.« Und jetzt übernahm sie seinen festen ernsthaften Ton. »Und, das müssen Sie wohl berücksichtigen, seit zwei Jahren auch ziemlich einsam.«
Sie tranken ihren Martini. Sybille zündete sich eine neue Zigarette an.
»Wenn Sie erzählen mögen«, sagte Bolli, »erzählen Sie mir, was Sie in dieser Zeit gemacht haben.«
»Ich habe versucht, mich in sogenannte Aktivitäten zu stürzen«, berichtete sie mit einem Abstand, der sie selbst wunderte und der ihr gut tat. »Ich hatte das Bedürfnis, meinem Mann beweisen zu müssen, daß ich sein Imperium würdig fortführen könnte, obwohl mich, ehrlich ge-

sagt, weder Champagner an sich noch ein Imperium als solches jemals richtig gereizt haben. Aber mein Mann hatte in der Stunde seines Todes ganz unvermittelt nach meiner Hand gegriffen, mich angesehen und gesagt: ›Ich liebe dich, Sybille. Jetzt bist du dran!‹ Und ich dachte, er meinte damit die Verwaltung seines Imperiums.«

»Aber«, wandte Bolli sanft ein, »hatte er nicht gesagt: ›Ich liebe dich, Sybille.‹ Dann wird er doch Sie gemeint haben und nicht sein Imperium.«

Sie wandte sich schnell ins Profil. »Ich bin nicht ganz sicher«, sagte sie leise. »Aber ich bin mir sehr bald darüber klar geworden, daß ich niemals die Vorstandsvorsitzende geworden wäre, die das Werk braucht. Als die entscheidenden Herren mit mir zusammengekommen waren, um irgendwann auch über mein Gehalt zu verhandeln und als erste Verhandlungsbasis die Summe von 750 000 DM genannt wurde, habe ich einen Lachkrampf gekriegt und gesagt: Kinder, sucht euch dafür jemand anderen, der mehr damit anfangen kann als ich. Menschen sind mir nun mal wichtiger als Aktien. Aber es ist heute verdammt schwer geworden, einen Menschen zu finden, mit dem ich über etwas anderes sprechen kann als über Aktien.« Sie drehte sich noch etwas weiter zu ihm hin und hob die Hände zu ihrem Haar, strich es sich mit ein paar präzisen Griffen zurecht und fügte zartbitter hinzu: »Dazu mußte ich mich wohl erst in psychotherapeutische Behandlung begeben.«

Bolli schwieg. Aber sie wollte nicht, daß er jetzt schwieg.

»Den Rest kennen Sie ja.« Sie servierte ihm das Fazit wie eine Einladung.

»Professor Otto ist mit Sicherheit ein sensibler Gesprächspartner«, vermutete Bolli vage.

»Sie wissen ganz genau, daß ich nicht den Professor meine,

sondern den Zufall Ihrer Vertretung.« Sie blies den Rauch ihrer Zigarette aus und sah träumerisch zu, wie er sich an der Decke des Lokals verflüchtigte. »Ist das nicht verrückt, wie alles im Leben nur vom Zufall abhängig ist?«

»Allerdings.« Bolli überdachte die Spirale des Zufalls, die ihn zu Sybille geführt hatte. Aber wie hatte er doch gestern in der Gruppentherapie mit Claudia Wasserbett und Elvis Appelhans behauptet: Nichts auf der Welt ist zufällig, nicht einmal der Zufall. Und deshalb konnte es auch kein Zufall sein, daß sie sich begegnet waren. Sondern nur der richtige Zeitpunkt!

»Komisch«, meinte Sybille. »Ich habe eigentlich überhaupt keine Lust auf den Einkaufsbummel, den Sie mir versprochen haben.«

»Nanu?«

»Ich glaube, das würde mich nur ablenken.«

»Wovon?«

»Von Ihnen.« Sie drückte die Zigarette im Aschenbecher aus, um sich nicht einmal mehr von dieser Zigarette ablenken zu lassen. »Wer weiß, ob ich noch einmal Gelegenheit haben werde, mit Ihnen so privat zusammen zu sein. Wann kommt Professor Otto wieder?«

»Weder heute noch morgen«, wußte Bolli. Und das Übermorgen interessierte ihn weder heute noch morgen. Nur der Augenblick. Das Geschenk ihrer Begegnung. Ohne Eingrenzung. Ohne die Gesetze von übermorgen, ohne die Zeit der Zukunft, ohne bestimmte Räume. Auch ohne die Decke eines öffentlichen Lokals. »Kommen Sie«, sagte er. »Vergessen wir Ihre Einkäufe, gehen wir einfach nur bummeln. Führen wir den Zufall unserer Begegnung spazieren.«

Sie betraten den Englischen Garten von der Prinzregentenstraße aus und spazierten den Hirschanger hoch zum Monopteros. Unter dem kurzen Sonnenlicht des Dezembernachmittags ruhte der Park in priesterlicher Weiße, sehr weit und eben und mit genau den Horizonten, die sich Bolli für diese Stunde gewünscht hatte.
Obwohl er die meiste Zeit schwieg, hatte Sybille das Gefühl, er würde sie unentwegt in ganz Wesentliches einweihen und sie beschenken mit dem größten Stadtpark der Welt, den sie bis heute eigentlich gar nicht kannte. Jetzt hatten sie den Park fast für sich allein, mußten ihn nur mit ein paar Kindern teilen, die vom stolzen Tempel den Abhang runterrodelten, indem sie platt auf ihren kleinen Bäuchen lagen, aufgeregt mit den Beinen steuerten und bremsten und gellende Rufe des Glücks austießen.
Sybille stapfte staunend durch den Schnee. Sie war so in ihr heiteres, glückliches Staunen versunken, daß sie erst nach einer geraumen Weile staunend bemerkte, daß sie Hand in Hand mit Bolli ging. Das heißt, eigentlich nicht richtig Hand in Hand. Er ging ein wenig vor ihr und führte sie an der Hand wie ein kleines Mädchen. Und das war ihr offenbar so selbstverständlich vorgekommen, daß sie es zunächst gar nicht mitbekam.
»Schön«, sagte sie leise, fast andächtig.
Er drückte ihr stolz die Hand. »Sehen Sie«, nickte er. »Jetzt können Sie sich meinen Reichtum vorstellen. Das ist mein Imperium! Alles Schöne, was ich sehe, was ich erlebe und woran ich mich immer erinnern kann, gehört mir.«
Sie standen jetzt am Großen Wasserfall, da wo sich der Schwabinger Bach und der Eisbach kreuzten, und betrachteten das imposante Stauwehr, dessen Wassermassen sich über Felsen stürzten, die nicht etwa die Natur, sondern ein

berühmte Hofbauintendant des vergangen Jahrhunderts dort plaziert hatte. Mit dem mächtigen Baumbestand und dem herabhängenden Buschwerk in Eis, Schnee und Sonne erinnerte die Szenerie an jene romantischen Landschaftsgemälde, die vermutlich die Anregung gegeben hatten, seinerzeit diesen künstlichen Wasserfall zu bauen.
»Das hier zum Beispiel«, sagte er und beobachtete eine Schar von Möwen, die in weiten Kurven, kurzen Steilflügen und plötzlichen Stürzen bald hoch am Himmel und dann wieder dicht über dem Wasserfall schwebten, »und daß ich heute dieses Stück Weg meines Lebens mit Ihnen zusammen gehe, das macht mich reich.«
Direkt über ihnen kurvten jetzt zwei der Möwen in unglaublicher Grazie, stiegen, fingen sich, stiegen höher, standen gegen den Wind und ließen die Sonne durch ihre Flügelspitzen schimmern. »Aber glauben Sie bloß nicht, daß ich immer so ein Spinner war. Ich hab' natürlich auch meine ganz konkreten Sehnsüchte im Leben gehabt. Wie alle Menschen.«
»Welche meinen Sie?«
»Na welche wohl«, lachte er. »Ich hab' natürlich auch immer davon geträumt, einmal in einer von sinnenverwirrenden Düften erfüllten Frühlingsnacht auf der versilberten Stoßstange meines lokomotivgroßen Cabriolets zu sitzen und melancholisch in mein Champagnerglas zu seufzen. Und einen Butler zu haben, der mir morgens die Zeitung bügelt und meinem Dalmatiner mittags das Hundefutter vorkaut.«
Ein Schatten glitt über ihre Augen. »Diesen Traum könnte ich Ihnen erfüllen«, sagte sie. »Besuchen Sie mich im Frühling in meiner Villa am Pilsensee, und Sie können das alles haben. Nur daß der Dalmatiner kein Dalmatiner ist,

sondern ein Afghane. Aber davon abgesehen«, fügte sie hinzu, mit einem Anflug von unüberhörbarer Beklommenheit, »ich kann Ihnen versichern, daß dies nicht unbedingt die Heimat erfüllter Sehnsucht ist.«

»Entschuldigen Sie«, nahm Bolli ihren dunklen Ton auf, »habe ich Sie traurig gemacht? Das wollte ich nicht.«

»Nein, nein. Ich wollte damit nur sagen, daß jede erfüllte Sehnsucht meistens nur ein Wunsch weniger ist«

»Nun«, entgegnete Bolli mit einem jungenhaften Lächeln, »wenn das so ist, dann muß ich wohl in Zukunft leider ein bißchen besser haushalten. Ich hab' nämlich noch so verdammt viele Wünsche.« Sein warmes Lächeln holte ihren Blick, der den Möwen über ihnen gefolgt war, wieder zurück. »Viele große Wünsche«, wiederholte er.

»Sagen Sie sie mir?« Er wandte ihr sein Gesicht zu. In seinen Augen war nun ganz und gar nichts Stählernes, nichts Erwachsenes mehr. Sie waren nur noch jungenhaft sanft und aufgeregt.

»Na?« Er beugte sich vor und legte seinen Kopf ganz vorsichtig an ihre Schulter. Sie hörte das aufgeregte Pochen seines Herzens und wurde ganz ruhig. Sie küßte ihn leicht auf die Lippen und lud ihn ein in ihren Mund. Sie ließen ihre Augen offen, und jeder sah vom anderen nichts als einen großen schillernden Kreis, ein Kaleidoskop ihrer Pupillensterne, alle Reflexe einer glücklichen Erlöstheit. Eine kleine Unendlichkeit lang.

»Du?«

»Ja?«

»Ich hab's mir anders überlegt. Komm nicht im Frühling zu mir an den Pilsensee. Komm jetzt...«

Das Glück ist eine ebene Bahn, ohne Staus, ohne Geräusche. Es schien, als hätte ein fiktiver Minister für innere Angelegenheiten den Mittleren Ring und die berüchtigte B 12 für eine Stunde gesperrt, um Bolli und Sybille in ihrer Befreitheit freie Fahrt zu ermöglichen. Oder aber, sie kriegten von all dem um sie herum nun endgültig nichts mehr mit. Sybille lenkte ihre dunkelblaue »Corniche« mit dem sandhellen Verdeck mit der Sicherheit einer Schlafwandlerin durch den späten Nachmittag. Befreit von der Angst, von der Langeweile, vom Überdruß, von der Sucht, von der Kleptomanie. Von allem befreit. Zum Glück. Von ihrem eigenen Arzt. Wenn sie seinen Augen begegnete, ahnte sie das exotische Gefühl, daß alles sicher und schön sein könnte. Er sah sie lächelnd an. Und sie lächelte zurück. Einfach so. So einfach.
Sie schaltete das Radio ein. Aus backfischhafter Neugierde, um ein bißchen Kitsch-Lotterie zu spielen: Was würden sie jetzt hören, jetzt in diesem Moment? Mit der kleinen Gewinnchance, daß man das, was da kam, falls es keine zu furchtbare musikalische Niete war, vielleicht mit dem Begriff »Unser Lied« belegen könnte.
Heiterer Klassik-Pop flutete durch die Stereoboxen, melodiös, sympathisch, zuversichtlich. Na bitte! Eine Nummer, die sie schon öfter gehört hatte, ohne zu ahnen, daß sie sich heute den Titel merken würde, den die Ansagerin später mitteilte: »*Tramonto sulla laguna*« von einer Gruppe namens »*Rondo Veneziano*«. *Tramonto sulla laguna ...*

Sie verließ die B 12 bei Oberpfaffenhofen, und als sie, vorbei am kleinen Weßlinger See, die letzten Kilometer auf ihren See zurollten, freute sie sich plötzlich wie ein Kind auf die Bescherung des Wintermärchens, das sie

gleich zu bieten hatte. Plötzlich hatte das alles vielleicht doch einen Sinn. Weil es ganz plötzlich ein Du hatte.
Voilà! Ein Knopfdruck auf ihren Handsender öffnete ihnen den schwarzen schmiedeeisernen Zaun und ließ sie ein. Vorbei an hundertjährigen Rotbuchen, weiß verschneiten Rosengärten und Seerosenteichen glitt der Wagen die geräumte Auffahrt hoch zum Palais. Als sie ausstiegen, erröteten vor der Garage zwei italienische Marmorstatuen im Licht der langsam untergehenden Sonne. Sybille sagte kein Wort. Dafür fühlte sie sich jetzt viel zu geborgen in der Regie des richtigen Zeitpunkts. Als sie in die Halle traten, wußte sie, daß sie jetzt sehr viel Zeit haben würde, die Drinks vorzubereiten. So erschlagen stand er vor den bunten Jugendstilglasfenstern, die ihre Sehnsuchtsmotive über zwei Stockwerke hoch erstreckten. Wie von dem fast unwirklich hellen Außenlicht getrieben, sah Bolli drei blaue Schwäne durch schmale, verschlungene Wasserpfade auf sich zuschwimmen. Auf der einen Uferseite sah er eine kleine Seejungfrau in einem unbeschreiblichen Türkis. Auf der anderen Seite einen formvollendeten Jugendstiljüngling. Beide waren so weit auseinander, wie das Bild es erlaubte, vielleicht zwölf Meter. Über zwölf Meter hinweg sehnten sich die beiden zueinander. Der Jüngling streckte die Arme und Hände so weit auseinander, daß er sie eigentlich brechen mußte, und sie stand nur da, in der Haltung der Venus von Botticelli. Um sie herum weitere Schwäne, Seerosen, Wasser und Himmel. Himmel von innen und von außen.
»Kommst du?« hörte er Sybille nach einer Weile. »Ich hab' noch was Lebendigeres für dein Imperium.« Sie führte ihn aus der Jugendstilidylle hinauf zur Galerie und zeigte ihm von hier oben den See. Und während sie Hand in Hand

hinunterschauten, griff die Regie des richtigen Zeitpunkts zu ihrem Joker: Die Sonne war schon zur Hälfte im Wasser versunken und entfachte im Untergang einen Kulissenzauber, der sich von Minute zu Minute verwandelte, von Kupfergrün in Gold, von Gold in Ockergelb und von Ockergelb in tiefes, tiefes Rot, wie auf der Drehbühne eines hochsubventionierten Staatstheaters.

Zum zweiten Mal an diesem Tag staunte Bolli mit angehaltenem Atem über die Phantasie der Sonne, unter der man lebte. Und er mußte zugeben, daß sich dagegen selbst seine Phantasie ein wenig bescheiden ausnahm, und das relativierte alle seine Tricks in diesem Leben jetzt auf eine so zuversichtliche Weise, daß er sich an seinem ganzen Glück wirklich unschuldig vorkam.

»Wohin entführst du mich?« Auch seine Stimme hatte eine andere Färbung angenommen. Sie klang brüchig und rauh. Und in seinem Ewigen-Jungen-Gesicht bildete sich zwischen seinen Augenbrauen eine steile Falte, die sich seine Physiognomie wohl nur für eine ganz besondere Gelegenheit aufgehoben hatte. Und während er Sybilles Hand hielt, seine Augen sich aber nicht von dieser Festspielinszenierung da unten auf dem See lösen konnten, empfand er in seiner glücklichen Überwältigung so was ähnliches wie eine Ankunft. Die Sonne war für ihn an diesem Tag so bewußt auf- und untergegangen, daß er den Kreis, der sich da jetzt schloß, nicht mehr ignorieren konnte. Die Falte zwischen seinen Augenbrauen wurde steiler, er schien mit sich selbst zu sprechen, für sich selbst nach einer Erklärung zu suchen. Und er wünschte sich zum erstenmal in seinem Trickfilmleben, vielleicht doch endlich mal, wie sollte er es nennen, irgendwo anzukommen. Irgendwo? –

»Was glaubst du«, fragte sie, »wieviel würde so ein Sonnenuntergang wohl erzielen, wenn man ihn bei CHRISTIE's in London versteigern würde?«
»Ich weiß es ganz genau«, erklärte er und wandte sich ihr endlich zu. »Aber ich sag's dir nicht. Das ist nämlich mein Gastgeschenk.«

Und dann verdichtete sich alles zu einer großen staunenden Zärtlichkeit. Es war überhaupt keine Fremdheit zwischen ihnen. Nur Erlösung. Ein ganz leichtes, wunderbares Ineinander-Fallen. Sie brauchten nichts weiter zu tun als gegenseitig ihre Herzschläge aufzufangen. Und sie taten es mit einer Zärtlichkeit, die sich zur Vehemenz steigerte. Bis eine alles überstrahlende Helligkeit sie umgab.
»Bitte«, sagte er. »Hör nicht auf, mich anzusehen. Ich brauche einen Zeugen, sonst glaube ich es nicht.« Und sie hörte nicht auf, ihn anzusehen. Und die Schwerelosigkeit ihres Fallens hörte nicht auf. Und alles um sie herum verblaßte in einem lichten Nebel. Und nichts war mehr wie vorher.

Als Sybille wach wurde, warf die Sonne das Gitter der Gardinen quer über ihr vollkommen entspanntes Gesicht. Riesige goldene Splitter tanzten in ihren Pupillen. Und sofort wurde ihr bewußt, daß diese Nacht nicht verflogen war, nicht vergangen, sondern ihr nun auch das Tageslicht zeigte, mit demselben Gewicht des Glücks. Und glücklich staunte sie darüber, wie wenig man eigentlich wissen mußte zum Glück, wenn man es nur empfinden konnte.
Von dem Mann, der mit gelösten und jetzt fast weichen Gesichtszügen neben ihr lag, wußte sie noch immer so gut wie überhaupt nichts. Außer daß er in ein paar Tagen wieder fort sein würde, in einer anderen Stadt. Nicht einmal in

welcher Stadt er praktizieren würde, hatte er ihr gesagt. Aber er hatte ihr versprochen, daß sie seine letzten Münchener Tage und das Weihnachtsfest gemeinsam verleben würden, hier am Pilsensee. Und dann? Was hieß »dann«? Was für ein hypothetisches, ungültiges Wort »dann«. Wissen oder Nichtwissen, was änderte das schon? Das war nur Neugierde, eitle Neugierde und müßige Zeitverschwendung. Und sie wollte keine Minute ihrer Gemeinsamkeit verschwenden. Die einzige Frage, die galt, war vielmehr: Wie war die Zeit zu verlangsamen, die Zeit mit ihm. Das unerwartete Geschenk ihrer Begegnung.
Seine Haut war für sie wie ihre eigene Haut. Sie fühlte sie leicht und sehr angenehm unter ihrer Handfläche. Sie sah ihn zärtlich an. Sah, wie er gelöst und mit unhörbarem Atem glücklich dahinschlief, und sie entschied, die Zeit einfach zu ignorieren, wie er im Schlaf. Nur den Augenblick leben. Tun, als wäre nichts zu befürchten und die Zeit einfach nur als einen großen Präsentkorb ansehen, aus dem man nahm und den man wieder füllte, mit den Erinnerungen ihrer kurzen, unvergänglichen Gemeinsamkeit . . .

»Der Nächste bitte!«
Eugen Maiwald schnipste Daumen und Zeigefinger lässig gegeneinander. Anweisungen nach Gutsherrenart. Die Sekretärin von K 211 erkannte ihren Kriminalhauptmeister nicht mehr wieder.
Jaja, dachte Maiwald, ihr sollt schon noch merken, was in mir steckt. Ihr werdet mich alle noch kennenlernen! Nun, seit seinem gestrigen Auftritt in der Sendung *»Freunde, Helfer und Ganoven«* hatten ihn offensichtlich schon eine ganze Menge Leute kennengelernt.

»Worauf warten Sie denn noch, Fräulein Fuchs? He, Füchslein! Sie träumen ja mit offenen Augen. Aber doch nicht etwa von mir?« Bei aller Bescheidenheit, sein Statement im Fernsehen konnte sich wirklich hören lassen, fand er. Was ihn aber am meisten erfreute, war der optische Eindruck, den er über »TV Schwarz-Blau« von sich selbst gewonnen hatte. Was ihm im Rasierspiegel immer nur als eine ziemlich miese, fliehende Visage vorgekommen war, schien ihm via Bildschirm denn doch ein recht markantes Cäsarenprofil zu sein. Herb-männlich, intelligent und durchaus nicht unsympathisch. Wie sonst wäre es zu erklären, daß die aufgeschlossene Bevölkerung, die der Kripo jetzt bei der Fahndung behilflich sein wollte, ihnen heute derartig die Bude einrannte!

In der Tür erschien jetzt eine sehr einfache, bieder gekleidete Frau, die aufgeregt ihren Kapotthut zwischen den Händen drehte.

»Einen wunderschönen guten Tag, gnä' Frau!« charmierte Maiwald, »treten Sie ruhig näher, ich beiße nicht. Oder sehe ich etwa so aus? – Na sehen Sie! Und nun erzählen Sie mir in aller Ruhe, was Sie zur Aufklärung des Falles beitragen können. Alles hübsch der Reihe nach.«

Jetzt, wo das Volk sich einmischte, schien endlich Bewegung in die Sache zu kommen. Was für ein blödsinniger Ehrgeiz eigentlich von der Polizei, sich seine Kunden immer ganz allein fangen zu wollen, nur um zu vermeiden, daß einige zartbesaitete Zeitgenossen angesichts solcher Fernsehsendungen immer gleich von Denunziation faselten oder gar von Hexenjagd. Quatsch mit Soße! Der Zweck heiligte die Mittel und obendrein auch noch Maiwalds aufkeimendes Selbstwertgefühl. Jetzt ging's dem

Weihnachtsmann von HORTIE endlich an den Kragen. Durch Eugen Maiwalds Medienpräsenz!
Ach, im nachhinein ärgerte er sich, daß er nicht doch seinen Psychotherapeuten auf die Sendung aufmerksam gemacht hatte. Der hätte vielleicht Augen gemacht!

»Liebling!« Bollis Augen weiteten sich in freudigstem Erstaunen. Schneller als erwartet, war Sybille auf sein Angebot zurückgekommen, ihn in der Praxis zu besuchen, wann immer sie ihn brauchte.
»Ich brauche dich«, flüsterte sie ihm ins Ohr.
»Ich dich auch!« sagte er die Wahrheit. »Komm.« Sie folgte ihm ins Sprechzimmer, mit einem größeren Paket unterm Arm. »Für dich!« sagte sie. »Pack's aus.«
Er tat es mit gemischten Gefühlen und hielt schließlich einen Buddha aus weißem Porzellan in der Hand.
»Sybille«, raunte er. »Hast du wieder geklaut?«
Sie schüttelte strahlend den Kopf. »Diesmal nicht. Ich bin doch nicht der Weihnachtsmann von HORTIE.«
Bolli spürte, wie sich seine Gesichtsmuskeln verhärteten.
»Wie kommst du denn auf den?«
Sie hob überrascht die Brauen. »Liest du keine Zeitung?«
»Nein.«
»Das ist vielleicht ein irrer Typ, kann ich dir sagen!« Ihre Augen sprühten Funken. »Verkleidet sich als Weihnachtsmann, geht am hellichten Tag ins Kaufhaus, klaut wie ein Rabe, und kein Mensch kommt ihm auf die Schliche!«
»Aber Liebling, das sollte kein Vorbild für dich sein.«
»Also ich find' den Mann toll!« schwärmte sie. »So was möchte ich auch mal machen!«

»Untersteh dich!« Was hatte er denn auf einmal? So einen Ausdruck erschrockener Strenge hätte sie ihm gar nicht zugetraut.
»Keine Angst«, beruhigte sie ihn. »Den Buddha hab' ich regulär gekauft.«
»Ich danke dir.« Er nahm sie erleichtert in die Arme. »Und warum ausgerechnet Buddha?«
Die Wärme seiner Berührung tat wahnsinnig wohl. Sie konnte und mochte sich nicht vorstellen, wie sie ohne diese Wärme weiter existieren könnte. »Ich finde, er paßt zu dir«, sagte sie überzeugt. »Hier auf deinen Schreibtisch.«
»Aber Buddha war ein weiser Mann«, wehrte er ab.
»Eben.«
Ach, Sybille. »Ich befürchte, du siehst mich in einem ganz falschen Licht«, seufzte er.
Aber er konnte und mochte sich nicht vorstellen, wie er ohne ihr Licht weiter existieren könnte.
»Mach' dich nicht kleiner, als du bist.« Sie kuschelte sich eng an ihn heran. »Ich bin überzeugt davon, daß du in deinem Metier eine ganz große Nummer bist. Du gibst doch deinen Patienten unheimlich viel.«
Manchmal ist Geben wirklich seliger denn Nehmen, dachte er.
»Weißt du, Sybille, es ist wirklich seltsam. Seit ich dich kenne, sehe ich meine Tätigkeit hier aus einer ganz anderen Perspektive. Auf einmal macht mir mein Gastspiel in dieser Praxis richtig Spaß. Und daran bist nur du schuld!«
»Nur ich?«
»Nur du!«
»Bist du sicher?« bat sie kokett um Bestätigung.
»Ganz sicher!«

»Und was ist mit den anderen?« Sie versandte einen gefährlichen Blitz. »Ich bin wahnsinnig eifersüchtig!«
Er wußte den Blitz nicht genau zu deuten: Koketterie? Sie wirkte in allem, was sie sagte, in jedem Wort und noch mehr in jedem Blick, so unwahrscheinlich ehrlich.
»Nun guck doch nicht so erschrocken«, lächelte sie. »Nur solange wir uns haben.«
»Laß' uns Zeit«, wünschte er sich, »Zeit für ein Wunder.«
»Glaubst du an Wunder?«
»Natürlich.« Er kreiste ihren Mund mit filigranen Küssen ein. »Wäre ich sonst jetzt mit dir zusammen?...«
Ganz sanft und behutsam löste sich Sybille nach Minuten wieder aus seiner Umarmung. »Wann hast du Schluß heute?«
»Ich weiß es nicht.«
Ach, wenn's doch nur von ihm abhinge. Aber er war glücklich, für sie Doktor de Witt spielen zu dürfen.
»Mach's gut, mein Schatz!« Sie strich ihm zärtlich über die Haare. »Vielleicht hole ich dich ab. Hast du Fräulein Engel Bescheid gesagt, daß ich jederzeit herkommen darf?«
»In Anbetracht der besonderen Symptome dieses Falles«, grinste er. Sie hielten sich an den Händen wie zwei übermütige Schulkinder, die hitzefrei bekommen haben und gar nicht wissen, wohin mit ihrem ganzen Glück.
»Bis später!« Sie öffnete leise die Sprechzimmertür und sagte laut: »Auf Wiedersehen, Herr Doktor!«
»Auf Wiedersehen, sehr verehrte, gnädige Frau!« gab er prononciert zurück. »Und nicht vergessen: Dreimal täglich!« Er zwinkerte ihr zu und rieb sich die Hände.
Er hätte die ganze Welt umarmen können vor Lust, mußte sich aber wohl oder übel auf den Finanzbeamten Appelhans beschränken, der bereits auf ihn wartete.

»Hallo Elvis!« begrüßte er ihn aufgekratzt. »Schön, daß du da bist. Jetzt werden wir beide mal ein duftes Duett auf die Couch legen, okay?«

»Okay, Chef!« freute sich Appelhans. »It's now or never!« Seine Laune schien heute sehr viel blumiger zu sein als sein kleinkarierter Konfirmanden-Outfit.

»Na, mein Junge, was macht dein Finanzamt? Hast du's noch mal versucht in der Kantine?«

»Nee, Chef.« Er setzte sich auf die Couch und putzte seine Brille. »Wenn ich mal sage No, dann Never!«

»Verstehe«, schluckte Bolli. »Nun ja, für deine schlanke Linie ist das natürlich nicht schlecht. Aber andererseits –« Dich krieg' ich auch noch in den Griff, nahm er sich vor. »Paß mal auf, Elvis. Du willst doch Karriere machen, stimmt's oder hab' ich recht?« Dafür fing er sich einen rührenden, treuherzigen Blick ein.

»Ja, schon. Aber was hat denn meine Karriere mit der Kantine zu tun?«

»Das ist eine gute Frage«, lobte Bolli. »Hör zu, mein Junge. Es ist bekannt, daß alle künstlerisch veranlagten Menschen sensibel sind. Aber du, du bist nun mal ein ganz besonders Sensibler. Und solche Menschen wie du, die machen es sich gerade in den kleinen, alltäglichen Dingen des Lebens unnötig schwer, verstehst du? Du frißt einfach zuviel in dich hinein.«

»Jaja«, gab Appelhans zu. »Aber nicht mehr in der Kantine.«

O je, dachte Bolli. Ist das ein schwerer Brocken. Aber wie er ihm so gegenübersaß und an seinen Lippen hing, dieser bedauernswerte, aber so gutmütig-liebenswerte Mensch, da tat er ihm so leid, daß er den Wunsch, diesem Menschen helfen zu wollen, so intensiv in sich spürte, daß es ihn fast beklemmte. Und gleichzeitig spürte er, daß er, Bollmann, plötzlich wirklich die Chance hatte, helfen zu können, zumindest die Chance. Er hatte keine Ahnung, wie er sie nutzen sollte, aber daß er sie nutzen wollte, das wußte er jetzt ganz genau. Und so setzte er sich also zu Appelhans auf die Couch, sah ihm genau in die Augen und ließ einfach seinen Instinkt sprechen, ließ ihn laufen. Mal sehen, wohin es führte.

»Paß auf, Elvis, ich will's mal ganz allgemein sagen, ja? Also der Mensch an sich –« Er ließ ihn nicht mehr aus den Augen. »Kannst du mir folgen?«

»Der Mensch an sich«, wiederholte der Finanzbeamte brav.

»Bravo! Also der Mensch an sich, du und ich und all die anderen, die ganze Menschheit sozusagen, die ist einfach nicht mehr das, was sie früher war. Zum Beispiel in der Steinzeit –«

»In der Steinzeit?«

Ja, wundere dich nur, dachte Bolli. Jetzt sollst du dich wundern. Jetzt rede ich mal mit dir, wie sie sonst mit dir wohl nie reden werden. »Ich hab' so das Gefühl, daß wir alle in der Steinzeit irgendwie viel gesünder waren als heutzutage.« Zum Beispiel, dachte er, hätte es damals bestimmt kein Mensch nötig gehabt, sich von mir verarzten zu lassen. »Weißt du, Elvis, was unsere Urahnen gemacht haben, wenn sie Probleme hatten? Sie haben gebrüllt.«

»Warum?« wollte Elvis wissen.

»Sie haben sich freigebrüllt, verstehst du? Uraltes Hausmittel. Die beste Therapie gegen Krampf und Kummer.«

»Ehrlich?« staunte Appelhans.

»Na klar!« Bolli unterstrich seine Theorie mit einer Geste, die keinen Zweifel zuließ. Und dabei fiel ihm ein, daß er so was Ähnliches neulich mal im Fernsehen gehört hatte, im Wort zum Sonntag, das ihm jetzt gar nicht mehr so dumm vorkam. Und es machte ihm Spaß, diese Theorie jetzt auszubauen. »Weißt du, Elvis, dein Urahne, der Homo sapiens –«

»Wer?«

»Der Ur-Mensch. Der Mensch schlechthin, verstehst du, der hat sich damals in seinem täglichen Lebenskampf zwar jede Menge blaue Flecken geholt, aber nicht auf der Seele, das sage ich dir! Innerlich hat der sich nichts gefallen lassen. Wenn dem was gestunken hat, dann hat er sofort Dampf abgelassen. Er hat sein Unbehagen einfach aus sich herausgeschrien – explosiv, erleichternd, erlösend.«

Appelhans war beeindruckt. Nur der große Zusammenhang, der war ihm irgendwie noch nicht so ganz logo. »Aber«, wagte er vorsichtig einzuwerfen«, was hat denn mein Urahne, dieser Homo –«

»Homo sapiens.«

»Also dieser urige, schlechte Mensch, was hat der denn nun mit meinem Finanzamt zu tun?«

»Das will ich dir sagen.« Bolli war auf diese Frage gefaßt. »Wir alle, Elvis, die wir unser Leben auf Erden mehr oder weniger rechtschaffen verbringen, wir können uns alle von unseren Urahnen eine dicke Scheibe abschneiden. Wir, die wir so dicht aufeinanderhocken in unseren modernen grauenhaften Hochhäusern, diesen Wohnsilos mit so dünnen Wänden, wir können ja nur noch flüstern, wenn wir überhaupt noch miteinander reden.«

Wie wahr, dachte Appelhans. Die Menschen, die Generationen redeten nicht mehr miteinander. Diese Zeit, diese Gegenwart war so was von krank, wie damals in den Fifties. Aber da gab es immerhin einen, der gegen die Ohnmacht und die Vereinsamung aufbegehrte, hüftwackelnd, heulend, stöhnend, schreiend, grellbunt gekleidet, mit fettiger Entenschwanzfrisur. Der hatte eine Alternative anzubieten, der forderte die Generationen heraus. Und wenn auch die Eltern, die Lehrer, die Pfarrer und die Polizisten zunächst entsetzt reagierten, je mehr sie ihn verdammten, desto fanatischer erhoben die anderen ihn zu ihrem Idol, zu ihrem Ventil. Weil er Freiheit und Courage vermittelte, weil er in des Wortes wahrstem Sinne den Dialog provozierte. Über ihn wurde geredet. Geheult, gestöhnt, geschrien. Das war's wohl, was der Doc meinte.

»Was meinst du, Elvis, warum so viele Leute am Samstag auf den Fußballplatz gehen? Die gehen ins Stadion, um sich endlich mal den Brustkorb freizubrüllen, verstehst du?«

»Jaja«, nickte Appelhans. »Aber nicht zu 1860.«

»Mensch, das ist doch piepegal!« Bolli war mächtig in Fahrt. »Wichtig ist doch nur, daß man hin und wieder mal die Sau rausläßt! Daß man sich mal richtig austobt, egal wie, egal wo, auf dem Sportplatz oder im Ehebett.«

In Appelhans' Augen zuckte ein Blitz: »Oder im Konzert?«

»Oder im Konzert!« Bolli freute sich, daß er offenbar verstanden worden war. »Was meinst du, was da für Aggressionen abgebaut werden! Denk' doch nur mal an die Auftritte von ...« Er suchte nach irgendwelchen bekannten Pop-Gruppen.

Appelhans straffte sich. Er spürte körperlich, daß da was auf ihn zukam. Was Entscheidendes. »Weiter, Chef!«

»Denk an die Auftritte von den Beatles, den Rolling Stones, von Elvis Presley.«

»Von mir?

Bolli stutzte. Dann aber sah er seine Chance. Er nickte pathetisch. »*Von dir!* Weißt du, was dir fehlt, Elvis?«

Appelhans reckte sich ihm entgegen. Plötzlich waren sie einander so nahe wie die Seiten einer nassen Zeitung. »Was dir fehlt, Junge, das ist nichts anderes als ein richtiger Auftritt!«

Appelhans atmete das befreiende Gefühl der Genugtuung ein und spürte, wie eine wohltuende Entspannung seinen ewig verkrampften Körper erleichterte. Endlich hatte er einen Komplizen gefunden für das Dilemma seines Lebens. Die Welt war so groß, aber nur drei Menschen wußten, wer er, Jürgen Appelhans, wirklich war: seine Mutter, der Professor Otto und da draußen dieses kleine Vorzimmerhuhn. Drei lächerliche Figuren. Aber nun hatte ihm das Schicksal endlich jemanden geschickt, der nicht nur wußte, wer er war, sondern offensichtlich auch wußte, was zu tun war. »Du, Doc, soll ich mal Klartext reden?«

»Na klar!«

»Manchmal, wenn ich so zu Hause hocke und an mir arbeite, dann hab' ich plötzlich das Gefühl, daß er einfach raus muß!«

»Wer?«

»Na, mein Elvis!«

»Menschenskind!« Bolli strahlte wie ein Weihnachtsbaum. »Das ist es doch, was ich die ganze Zeit versuche, dir klarzumachen. Warum um alles in der Welt versteckst du dich dauernd? Du hast es doch überhaupt nicht nötig, dein Licht unter den Scheffel zu stellen! Du bist ein so prima Kerl, du brauchst doch vor niemandem Angst zu haben.«

Appelhans löste sich wie unter Hypnose von der Couch. »Das sage ich mir auch manchmal«, stotterte er unter Schauern, »ich seh' doch, wie arm die Welt geworden ist ohne Elvis, wie sie eigentlich nur auf mich warten, aber statt die Leute endlich zu erlösen, verstecke ich mich im Finanzamt.«

Aber Bolli duldete jetzt keinen elegischen Rückblick mehr. Leinen los, druff und Butter bei die Fische! »Du bist reif, mein Junge, reif für den Urschrei!«

Appelhans erschrak, aber es war ein lustvolles Erschrekken. »Chef, meinst du wirklich?«

»Das meine ich nicht nur, das weiß ich!«

Er packte ihn mit suggestiver Emphase bei den Schultern und setzte an zu einem leidenschaftlichen Fazit. »Geh unter die Leute, Junge! Auf geht's, die Zukunft hat schon begonnen!« Er schob ihn in großer Begeisterung zur Tür. Appelhans' Augen glühten, und Bolli legte die letzte Lunte: »Laß die Glocken läuten! Schau dich um, guck in die Zeitung, die Welt ist voller Angebote. Und denk' immer daran, ich bin dein Fan! Und du bist der King! Glory Halleluja!!! . . .«

Kriminalhauptmeister Maiwald bog von der Wolfratshauser Straße rechts in die Franz-Hals-Straße ein und erreichte Alt-Solln. Aber er hatte kein Auge für die noble Vorstadtsilhouette, die sich ihm hier bot. Seine Gedanken waren einzig und allein auf die faszinierende Vorstellung fixiert, die sich ihm gleich bieten sollte; noch zwei Straßen weiter, und er würde endlich dem Weihnachtsmann von HORTIE hinter die Maske blicken!

Vor zwanzig Jahren war er so nahe dran gewesen, sie ihm vom Gesicht reißen zu können. Aber damals – Eugen Maiwald räusperte sich einen heiseren Frosch aus dem Hals. Damals war damals, sagte er sich, und heute ist heute! Immer wieder hatte Doktor de Witt ihm das eingebleut,

dieser gute Mensch, der ihm soviel Mut machte. Ohne Doktor de Witt wäre er niemals da, wo er jetzt war, registrierte er dankbar. »Glauben Sie mir, Maiwald«, hatte er gesagt, »Sie sind dem Burschen näher, als Sie denken. Nur Mut!«
Er fuhr rechts in die Diefenbachstraße hinein, und eine Minute später war er am Ziel. Am Malerwinkel 13 a.
Von allen Hinweisen, die in Sachen *»Freunde, Helfer und Ganoven«* eingegangen waren, schien ihm der Malerwinkel mit Abstand der heißeste Tip zu sein. Ein hübsches Häuschen in einer verschwiegenen Straße. Durch den verwilderten Garten hindurch sah man eine Fassade, die auf beinahe toskanische Weise verblaßt und bis zum Giebel mit Efeu und Clematis zugewachsen war. Es hatte was von einem Hexenhäuschen. Das Haus des Hexers? Auf einem verwitterten Schild stand in Kursivschrift der Name: *Ulrich E. Malitz.*
Maiwald läutete am Gartentor und hörte die Glocke im Innern des Hauses anschlagen. Aber auch nach wiederholtem Klingeln ertönte kein elektrischer Türöffner, und auch die gerippte Muschel der Wechselsprechanlage blieb stumm. Der Vogel schien ausgeflogen zu sein. Aber dies hier war sein Nest.
Er überlegte, ob er dem Hexenhäuschen eine kleine Privatvisite am Rande der Legalität abstatten sollte, da schnarrte es in der Muschel, und eine sehr verschlafene oder sehr erkältete Stimme meldete sich. »Ja bitte?«
Eugen Maiwald zuckte leicht zusammen. »Guten Tag, Herr Malitz«, sprach er in die Membran, »mein Name ist Maiwald. Kriminalhauptmeister Maiwald. Bitte, entschuldigen Sie die Störung, aber ich muß mit Ihnen reden.« Vor Aufregung hüpfte jetzt gleich eine ganze Froschfamilie in sei-

nem Hals, und seine Magenwände krampften sich so zusammen, daß er seine Hand dagegenpressen mußte. Aber er wußte, daß er sich in dieser Angelegenheit nicht noch einmal eine Schwäche erlauben durfte. Nur Mut! hörte er die Stimme seines Seelenbeistands in sich. Wir werden den Kerl schon schnappen. »Hallo! Hallo, Herr Malitz, sind Sie noch da?«
»Nein«, entgegnete die Stimme aus der Sprechanlage. »Ich bin inzwischen geflohen. Kommen Sie rein.« Der Mann, der ihm in der Haustür entgegentrat, sah aus wie eine Mischung aus Albert Einstein und dem Chansonsänger Georges Moustaki. Und während Maiwald ihn betrachtete, wie er dastand, irritiert, aber mit unübersehbarer Grandezza, in langem geblümten Morgenmantel, mit welliger weißer Haarpracht und imposantem Bart, dachte er: Das ist er, das muß er sein.
»Bitte!« Ulrich E. Malitz nahm ihm seinen Lodenmantel ab, unterließ es aber, nach einem Bügel zu suchen. Stattdessen legte er den Mantel leger über ein Unikum von Sessel, der sicher schon beide Weltkriege und unzählige Flohmärkte überlebt hatte. Dann wurde Maiwald in einen riesengroßen Raum geführt, der ihm vorübergehend den Atem raubte. Seine Augen hasteten durch die Einrichtung von einem Schock zum anderen. Wunderschöne Stücke aus den verschiedensten Stilrichtungen standen in einem geradezu abenteuerlichen Kontrast zu Nippes und Plunder. Ein phantastischer Paravent aus der Biedermeirzeit war ebenso vertreten wie ein Nierentisch aus den 50er Jahren. Ein üppiger Kronleuchter befand sich nur ein paar Zentimeter über dem Fußboden. Exotische Kissenlandschaften, goldbronzierte Bambustapeten, ein Wasserbett, Schaukelstühle, Spielautoamten. »Wollen Sie nicht Platz nehmen?«

»Nein, danke«, sagte Maiwald. »Ich stehe lieber.«
Dessenungeachtet ließ sich Herr Malitz theatralisch auf seinem Wasserbett nieder und gähnte herzhaft. »Entschuldigen Sie, Herr – äh –, daß ich Sie im Morgenrock empfange, aber ich habe gerade ein kleines Kreativschläferchen gehalten. Allerdings hatte ich auch nicht mit Ihrem Besuch gerechnet. Darf ich fragen, was Sie zu mir führt?«
Eugen Maiwald bemühte sich um das, was er sich unter einem Pokerface vorstellte. »Sagen Sie, Herr – äh – halten Sie es für möglich, daß wir beide uns schon mal in diesem Leben über den Weg gelaufen sind?«
»Ausgeschlossen«, erwiderte der Mann im Morgenrock mit nasaler Ironie. »Ihr Gesicht würde ich bestimmt nicht so schnell vergessen. Wo sollte diese historische Begegnung denn stattgefunden haben?«
Maiwald warf ihm einen kalten Blick zu. »Warten Sie's ab.«
Genauso unverschämt hatte er sich den Weihnachtsmann von HORTIE immer vorgestellt. Aber dieser Ton würde ihm schon noch vergehen. »Herr Malitz, ich hätte ein paar Fragen an Sie.«
»Ich höre?«
Den Kopf schräg zurückgebeugt wie ein Wellensittich, betrachtete er den Polizeibeamten mit müdem Desinteresse.
»Was sind Sie von Beruf, Herr Malitz?«
»Schwer zu sagen.« Der Kreativschläfer entzündete sich ein Pfeifchen und blies seinem Gegenüber ungeniert den Rauch ins Gesicht.
»Was soll das heißen«, hüstelte Maiwald. »Wovon leben Sie?«
»Ach so, das ist leicht zu sagen. Leben tue ich von Preisausschreiben.«

»Wie bitte?«
Ulrich E. Malitz strich sich über seinen Bart und zeichnete mit zärtlichem Zeigefinger selbstverliebt sein Profil nach, von der Nasenwurzel zum Mund, von der Kinnspitze zu den Halsmuskeln. Gute, ausgeprägte Linien in einem Teint, der die Jahresringe des reifen Sechzigers zwar nicht verbarg, aber immer noch aussah wie ein frischgepflückter Pfirsich. In der Grube über dem Schlüsselbein verhielt die Bewegung, und er begann zu erklären, was die Leute immer wieder in ein lästig-blödes Erstaunen zu setzen pflegte. »Alles, was Sie hier sehen«, sagte er und unterstrich es mit einer majestätischen Geste, »habe ich in den letzten zwanzig Jahren bei irgendwelchen Preisrätseln gewonnen. Und noch sehr viel mehr, was Sie nicht hier sehen. Autos, Baumkuchen, Weltreisen, Eierlikör ...«
»Danke, das genügt«, unterbrach Maiwald barsch. »Wenn ich Sie richtig verstehe, sind Sie also von Beruf Glückspilz.«
»C'est ça«, bestätigte Herr Malitz. »Wenn Sie so wollen, bin ich so etwas wie ein Nachkomme von Gustav Gans.«
»Herzlichen Glückwunsch!« Du kommst dir wohl unwiderstehlich vor! dachte Maiwald und mahlte mit den Zähnen. Na warte, Gustav Gans, lange wirst du dich nicht mehr so auf deinem Wasserbett rumflezen und dich über mich lustig machen.
»Kurz und krumm: Sie schwimmen also im Glück. Und das seit zwanzig Jahren, sagten Sie?«
»So ist es. Damals habe ich beschlossen, dieses glückliche Gewerbe als Marktlücke zu nutzen.«
»Hauptberuflich natürlich.«
»Natürlich.«
»Und in welchem Gewerbe waren Sie vorher tätig, wenn ich fragen darf?«

»Sie dürfen.« Ulrich E. Malitz schmauchte gemütlich an seinem Pfeifchen. »Als Staatsbeamter wissen Sie ja, daß es jedem volljährigen Bürger in diesem unserem Lande erlaubt ist, eine eigene Firma zu gründen.«
»Sie haben also als Selbständiger gearbeitet?«
»Aber immer! Für zwanzig Mark gibt es bei jeder Stadtverwaltung einen Gewerbeschein. Dazu braucht man weder Vorbildung noch Berufserfahrung. Und die paar Semester, die ich früher mal auf der Uni abgesessen habe, die waren dabei auch nicht weiter störend.«
»Herr Malitz, es interessiert mich eigentlich weniger, wer oder was Sie gestört oder nicht gestört hat, als vielmehr das, was Sie getan haben! Sind Sie so liebenswürdig und sagen Sie's mir?«
»Aber immer! Ich hoffe nur, Sie haben sich ein bißchen Zeit mitgebracht, Herr – äh –.«
Maiwald konnte dieses impertinent ironische Lächeln, das eigentlich nur in den Fältchen seiner Augenwinkel stattfand, nicht mehr ertragen.
»Also«, verkündete Ulrich E. Malitz, »bis jetzt habe ich selbständig gearbeitet als Handleser, Grabpfleger, Autoverzierer, Kirchturmhahnvergolder, Christbaumdekorateur, Stereo-Inspektor, Schlangensteher ...« Er leierte seine gesammelten Berufe herunter wie eine tibetanische Gebetsmühle. »... Krankenbesucher, Preisvergleicher, Second-Hand-Anbieter, Rasenpfleger, Frühstücksfee ...«
Eugen Maiwald ballte die Faust in der Tasche. Solange er bei der Polizei war, soviel Chuzpe war ihm noch nie vorgekommen.
»... Heckentrimmer, Frühjahrsputzfrau, Ersatzherrchen, Unkrautteufel, Frische-Eier-Mann ...«

Jetzt reicht es! dachte Maiwald. »Sagen Sie, als Weihnachtsmann waren Sie zufällig nicht auch mal tätig?«
Ulrich E. Malitz stutzte. Aber nur eine Sekunde lang. Dann grinste er über die ganze Lineatur seiner Pfirsichfalten. »Woher wissen Sie?«
»Geben Sie zu, daß Sie am 6. Dezember dieses Jahres als Weihnachtsmann unterwegs waren?«
»Aber immer!« Der Mann im Morgenrock nuckelte behaglich an seiner Pfeife. »An dem Tag hab' ich weiß Gott kein schlechtes Geschäft gemacht.«
Maiwald schluckte. »Bei HORTIE am Hautbahnhof?!?«
»HORTIE?« Malitz' Augenbrauen sträubten sich zu lustigen kleinen Igeln. »Wie kommen Sie denn auf HORTIE?« Kein Muskel in seinem Gesicht verriet auch nur das leiseste Anzeichen einer Irritation.
Eugen Maiwald beugte seinen Oberkörper in eine bedeutungsvolle Schräglage vor. »Herr Malitz, ich frage Sie, wo waren Sie am Dienstag, dem 6. Dezember, zwischen 14 und 15 Uhr?«
»Zwischen 14 und 15 Uhr.« Er lehnte sich auf seinem Wasserbett zurück und spielte mit dem linken Ohrläppchen. »Warten Sie mal ...«
So, mein Junge, dachte Maiwald, nun bin ich mal gespannt, was du mir jetzt erzählen wirst. In seinen wäßrigblauen Augen glomm eine erwartungsvolle Spannung. »Ich warte, Herr Malitz, ich warte.«
»Naja, Sie wollen ja auch, daß ich Ihnen die Wahrheit sage, nehme ich an«, versetzte der mit sonorer Gelassenheit, »und dazu muß ich jetzt ganz intensiv mein geistiges Auge bemühen. Ich bitte um Verständnis, Herr – äh –, aber ausgerechnet an dem Tag ging's bei mir drunter und drüber. Als Rent-a-Claus hat man am Nikolaustag natürlich Hochkonjunktur.«

»Als was?«
»Na, als Leih-Klaus! Mehr als ein Dutzend Auftritte hatte ich an dem Tag zu absolvieren. So was von Terminhetze können Sie sich als Beamter gar nicht vorstellen, Herr – äh –«
Eugen Maiwald spürte eine unsichtbare Faust in seiner Magengrube rumoren. »Sie bestreiten also, am 6. Dezember dieses Jahres in der HORTIE-Filiale am Hauptbahnhof zugeschlagen zu haben, und behaupten statt dessen, als gewerblicher Nikolaus Ihren Mitmenschen Freude gemacht zu haben?«
»Ach Gott«, winkte Malitz bescheiden ab. »Was ist Freude? Ein relativer Begriff. Wenn ich an den Morgen im Kindergarten denke. –
Sie müssen sich das mal vorstellen: abgedunkelter Raum, brennende Kerzen, und dann ich. Ein braver, würdiger Nikolaus mit Mitra und goldenem Stab, durch und durch eine heilige Figur. Sie wissen ja, Kinder sind so sensibel. Aber statt mit funkelnden Augen empfangen mich die Dreikäsehochs mit markerschütterndem Geschrei. Dabei lächle ich so vertrauensvoll wie der Papst persönlich und versuche, die lieben Kleinen mit Samtstimme um den Finger zu wickeln –«
Die Faust in Maiwalds Innern begann sich zu den Rippen heraufzuarbeiten.
»Aber denkste! Im Halbkreis sitzen sie um mich herum und machen mich an, während ich kleine Vergehen aus dem Goldenen Buch verlesen soll. Und loben selbstverständlich. Positiv verstärken, wie die Kindergärtnerin mich besorgt instruiert hat. Junge, Junge, war das eine alberne Gans –«
Die Faust stieg weiter. Ohne Eile. Ohne Gnade. Maiwald

merkte, wie das Blut in seinem überreizten Gehirn hämmerte. In den Schläfen. Hinter den Ohren.

»Keine Sau hört mir zu. Die Kids plärren wie am Spieß. Könnt ihr mir denn vielleicht ein schönes Liedchen vorsingen, flöte ich verzweifelt in die Runde. Ohrenbetäubender Lärm knallt mir an den Latz. Wir wollen keine Lieder, wir wollen die Geschenke! quengelt einer der Jungs. Ein anderer pinkelt sich in die Hose. Die Kindergärtnerin greift sich entnervt an den Kopf –«

Maiwald war wie gelähmt, unfähig, dieser Geschichte ein Ende zu machen.

»Ein besonders freches Kerlchen boxt sich nach vorn und grapscht wild entschlossen nach einer Tüte. Das Beispiel macht Schule, und ehe ich's mich versehe, bin ich umzingelt von lauter handgreiflichen Kids. Das war alles andere als eine christliche Bescherung, das war die reine Selbstjustiz! Können Sie sich das vorstellen, Herr – äh –«

»Maiwald!« Er bellte es heraus wie ein gequälter Hund. Und die ganze aufgestaute Erregung schwappte jetzt keuchend über seine Lippen: »Hören Sie zu, Mann, ich bin nicht hier, um mit Ihnen über die Moral von Kindergärten zu plaudern! Ich will von Ihnen nur wissen, wo Sie am 6. Dezember zwischen 14 und 15 Uhr waren! Haben Sie mich verstanden?!«

Ulrich E. Malitz hob nur ganz leicht die Brauen. »Wo ich zwischen 14 und 15 Uhr war«, wiederholte er indigniert. »Das hätte ich sogar in Zimmerlautstärke verstanden. Und jetzt weiß ich's auch wieder. Das war zwischen einem Auftritt in einer Boutique in Bogenhausen und in der Stadtsparkasse in der Potsdamer Straße.« Er nickte mehrmals vor sich hin, breit hingegossen in seiner Großartigkeit. »Zwischen 14 und 15 Uhr war ich im Altersheim.«

»In welchem Altersheim?«
»Ein ganz reizender Laden. In Schwabing. Osterwaldstraße, Ecke Mannlichstraße. Sehr dankbares Publikum.«
Die Faust im Innern des Kriminalhauptmeisters war in den letzten Minuten so gewachsen, daß er das Gefühl hatte, sie würde nun auch sein Sehvermögen beeinträchtigen. Ganz plötzlich fühlte er sich wieder hart am Rande eines moralischen Tiefschlages. »Sie haben natürlich Zeugen für Ihren Auftritt im Altersheim, nehme ich an«, sagte er tonlos.
»Aber natürlich!« bestätigte Herr Malitz fröhlich. »Mindestens fünfzig reizende Senioren. Da können wir uns beide noch ein Beispiel dran nehmen. Fahren Sie ruhig mal hin. Sie werden sehen, daß ich Ihnen nicht zuviel versprochen habe, Herr – äh –«

»Es tut mir leid, wenn ich hier so einfach reinplatze!«
»Sie?«
Doktor de Witt wirkte verändert. Seine Habilitationsarbeit, vor allem aber seine vergeblichen Versuche, mit Fräulein Engel Kontakt aufzunehmen, hatten ihn äußerst sensibilisiert. Und die wissenschaftlichen Erkenntnisse des italienischen Professors Francesco Alberoni in puncto Liebe hatten ihm den Rest gegeben. Jetzt war er willens und bereit, den Stier bei den Hörnern zu packen.
»Sieh an«, sagte Bolli, unangenehm überrascht. »Haben Sie wieder Probleme mit Ihrer Arbeit?«
»Nein.« Doktor de Witt schüttelte dezidiert den Kopf. »Ich bin aus einem ganz anderen Grund hier.«
»Ich verstehe nicht.«
»Sie werden gleich verstehen.« Der junge Arzt kam langsam, mit entschlossenen Schritten auf ihn zu. In seinem

Winter-Trench, besonders aber in seinem Gesichtsausdruck, kam er Bolli jetzt so vor wie Alain Delon als eiskalter Vollstrecker in einem sizilianischen Filmkrimi. »Bevor ich in dieser Sache andere Schritte unternehme«, sagte er, »habe ich mir gedacht, komme ich lieber erst zu Ihnen.«
Es ist also soweit, dachte Bolli. Er ist dahintergekommen. Aber er war noch nicht bei der Polente, er kommt erst zu mir. »Das ist nett von Ihnen.« Komisch, dachte er, das hab' ich sogar fast erwartet. Die wirklich vernichtenden Blitze kommen immer aus heiterstem Himmel. »Komisch«, sagte er. »Das hab' ich sogar fast erwartet.«
»Gut«, nickte Doktor de Witt. »Das macht mir die Sache leichter.«
Wirklich ein feiner Kerl, dachte Bolli. Wenigstens ein sensibler Mensch, der mich zur Strecke gebracht hat. Bin eben doch ein Glückskind. Er sah dem jungen Mann gefaßt in die Augen. Der erwiderte den Blick lange und stumm. Nun mach' schon, dachte Bolli. Mach's kurz und guck' nicht so traurig. Soviel Mitgefühl hält ja kein Mensch aus. Los! Sprich, was du zu sprechen hast! –
Und endlich ließ Doktor de Witt die Katze aus dem Sack: »Ich brauche Ihre Hilfe!« sagte er.
»Meine Hilfe?« Bolli glaubte, sich verhört zu haben.
»Ich habe mich verliebt«, gestand de Witt.
»Verliebt?«
»In Fräulein Engel.« Endlich war's raus. Er atmete erleichtert durch. Nichts an ihm erinnerte noch an einen sizilianischen Vollstrecker.
»Herzlichen Glückwunsch«, sagte Bolli. An der Art, wie die Wechselbäder der Geschichte nun doch langsam an seinen Nerven rüttelten, merkte er, daß er nicht mehr fünfundzwanzig war. »Lieber Freund«, brachte er müh-

sam hervor, »wenn Sie mich eine Sekunde entschuldigen würden.« Auf watteweichen Beinen schleppte er sich in Fräulein Engels Büro. Er brauchte ganz dringend irgendwas Narkotisches. Whisky oder Cognac. Nein, das durfte er nicht. Aber einen höllenschwarzen Kaffee zumindest. Als er wiederkam, war ihm klar, daß er zwar noch einmal davongekommen war. Aber realistisch gesehen hatte sich nur die Dimension der Bedrohung geändert. Die Bedrohung blieb. Und wer weiß, was er sich mit dem überraschenden Liebesgeständnis dieses seltsamen Habilitanten nun wieder eingehandelt hatte. »Tja, mein Lieber«, seufzte der Weihnachtsmann von HORTIE und nahm mit Doktor de Witt auf dem Besuchersofa Platz. »Liebe ist etwas Wunderwunderschönes. Aber warum kommen Sie damit ausgerechnet zu mir?«
»Weil ich Ihnen vertraue«, entwaffnete ihn der. »Weil ich das Gefühl habe, Sie können mir helfen. Ich glaube, daß Sie ein Mensch sind, der einen nicht im Stich läßt.«
Die Welt ist ein Irrenhaus, dachte Bolli. Die ganze Welt, das ganze Leben! Nicht nur diese Praxis. »Aber wie stellen Sie sich das vor?« ächzte er und trug schwerer an dem Vertrauen, das der Doktor in ihn setzte, als der es sich auch nur annähernd vorstellen konnte. »Selbst wenn ich wollte, ich wüßte beim besten Willen nicht, wie ich Ihnen helfen könnte.«
Aber de Witt war diesmal nicht ohne Konzept gekommen. »Hören Sie«, flüsterte er eindringlich. »Sie kennen doch Fräulein Engel. Sie sind doch jeden Tag mit ihr zusammen. Ich meine, Sie wissen doch sicher, ob sie – nun ja, ob sie gebunden ist, oder ob sie vielleicht noch allein dasteht... ich meine, alleinstehend da ist...« Er verhedderte sich heillos in all diesen beängstigenden Vorstellungen. »Also

auf deutsch: ob das Ganze für mich überhaupt einen Sinn hat.«
»O je«, murmelte Bolli.
»Sie sagen es!« bestätigte Doktor de Witt sein Dilemma. »Sie werden verstehen, daß ich mich nicht gern blamieren möchte. Denken Sie an Professor Otto!«
Wenn du wüßtest, dachte Bolli, wie oft ich an den denke.
»Es wäre sehr peinich, wenn er erfahren würde...«
»Hören Sie auf!« bat Bolli. Das wäre wirklich sehr peinlich.
»Eben. Und deswegen wollte ich Sie bitten, mir einen Gefallen zu tun und für mich mal die Lage zu eruieren. Ich persönlich bin dafür offensichtlich zu ungeschickt.«
Jetzt ging dem Weihnachtsmann von HORTIE ein Licht auf. »Ich verstehe«, begriff er. »Ihre, mit Verlaub gesagt, ein wenig merkwürdigen Besuche hier in dieser Praxis waren also nichts anderes als verunglückte Annäherungsversuche, stimmt's?«
Doktor de Witt senkte das Haupt. »Ich gebe zu, ich habe mich benommen wie ein verliebter Sekundaner.«
»Das gibt es.« Bolli hatte dafür mehr Verständnis, als sein Gegenüber erwarten durfte. »So was kann passieren. Wenn man verliebt ist, habe ich mir sagen lassen, dann ist man zu allem fähig.«
»Sie vielleicht«, unterstellte de Witt. »Aber was mich betrifft, ich tue mich in solchen Dingen furchtbar schwer.«
»Ach, und jetzt meinen Sie, ich sollte mal so ein bißchen vorfühlen, was?«
»Ja!«
»Gewissermaßen unter Brüdern.«
»Das wäre schrecklich nett von Ihnen!«
Doktor de Witt strahlte übers ganze Gesicht. Er hatte sich

nicht getäuscht in diesem Mann. Dieser Mann war sein Hoffnungsträger. Endlich fühlte er sich verstanden.
»Sie machen mir Spaß«, meinte Bolli und sondierte in Gedanken das Terrain. Das konnte ja heiter werden. Der einzige Mensch, vor dem er bisher glaubte, sicher sein zu können, war Fräulein Engel. Und jetzt das! Und nun kam sie auch noch mit seinem Kaffee, aber nicht nur mit seinem. Sie hatte nicht nur mitgekriegt, daß jemand gekommen war, sondern offensichtlich auch, wer gekommen war. Deshalb hatte sie ein Tablett mit zwei Tassen vorbereitet und noch ein Schälchen mit Biskuits dazugestellt. Kaum war sie da, war bei de Witt wieder die Stimme weg. Er preßte die Hände krampfhaft aneinander, damit man nicht merkte, wie zittrig ihnen zumute war. Und sein ohnehin schon sehr erfreulicher Teint intensivierte sich in Sekundenschnelle noch durch einen kräftigen Bordeaux-Ton. Sekundanersyndrom, dachte Bolli. Das hat mir gerade noch zu meinem Glück gefehlt. Aber keine Angst, das kriege ich auch noch hin.
Fräulein Engel schenkte den Kaffee so unfehlbar ein wie eine Saaltochter in einer Schweizer Konditorei. Die Herren ließen es sich schweigend gefallen.
»Zucker?« fragte sie Doktor de Witt.
»Nein, danke«, sagte ihr Rosenkavalier, ohne sie dabei ansehen zu können.
»Milch?«
Jetzt konnte er nicht einmal mehr »Nein danke« sagen. Er schüttelte den Kopf, mehr über sich als über die Milch.
»Danke, Fräulein Engel«, versuchte Bolli die Zeremonie zu beenden. »Wir trinken schwarz!«
»Ich habe Ihnen noch ein bißchen was zu knabbern mitgebracht«, erinnerte sie, »Biskuitherzchen.«

Endlich fand de Witt ein paar Worte. Aber kaum hatte er die über seine Lippen gebracht, hätte er sie gern wieder einkassiert. Denn zu mehr als zu dem peinlichen Bekenntnis, daß Biskuitherzchen seine Lieblingskekse wären, hatte es leider nicht gereicht.
»Danke, Fräulein Engel, es war uns ein Vergnügen!« beendete Bolli das peinliche Intermezzo.
»Ist sie nicht ein Engel?« schwärmte Doktor de Witt, kaum daß sie wieder in ihrem Büro verschwunden war.
»Was soll ich dazu sagen?«
»Sehen Sie!« nahm de Witt ihn beim Wort. »Genauso geht es mir. Immer wenn sie mir gegenübersteht, fehlen mir einfach die Worte. Ich weiß einfach nicht, was ich sagen soll.« Er sah wirklich sehr unglücklich aus. Aber, besann er sich, er wollte diese Praxis nicht noch einmal als Unglücklicher verlassen. »Das muß jetzt aufhören!« nahm er sich vor. »Das geht nicht mehr so weiter.« Und plötzlich hatte er eine Idee. »Wissen Sie was? Ich werde mir einfach ein Herz fassen und sie fragen, ob sie heute abend ein Fläschchen Champagner mit mir trinken möchte!«
»Nein!«
Der Weihnachtsmann von HORTIE wurde bleich. »Nein, das darf sie nicht!« Das könnte denen so passen!
»Warum denn nicht?« fragte de Witt verdutzt.«
»Auf gar keinen Fall!«
»Aber ein Gläschen in Ehren –«
»Das muß man verwehren!« entschied Bolli kategorisch. Bei allem Verständnis für zarte Bande, jetzt, wo er sich entschlossen hatte, noch eine Woche als Doktor de Witt glücklich zu sein, kam der auf eine Idee, die ihn noch heute abend auffliegen lassen würde.
»Aber ich bitte Sie, was haben Sie denn dagegen?«

»Wie soll ich Ihnen das sagen«, quälte sich Bolli. Ein Königreich für eine Inspiration!
Mit großen erschrockenen Augen hing der Doktor an den seinen. »Was ist denn zu sagen?« drängte er.
»Nein, nein, es geht nicht.« Bolli schüttelte den Kopf. Und es fiel ihm nicht schwer, seine Stirn in bedeutende Falten zu legen.
»Was?«
»Schweigepflicht«, erklärte Bolli düster und suchte verzweifelt nach einem Ausweg.
»Ist was mit ihr?« De Witt wurde hektisch. »Was ist mit Fräulein Engel? Warum darf sie mit mir auf keinen Fall ein Gläschen Champagner trinken?«
»Nicht einen Tropfen«
»Warum nicht?«
»Weil –«
»Sie tun ja gerade so –« Der junge Liebende lachte hysterisch auf. »Sie tun ja so, als wäre sie eine Trinkerin!«
Das ist die Lösung! dachte Bolli. »Sie haben es erraten«, sagte er.
»Nein!«
»Doch!«
Ohne Skrupel griff er nach diesem Rettungsanker.
»Fräulein Engel hat den Teufel im Leib.«
»Nein!«
»Eine hochgradige Alkoholikerin, leider.«
»Aber –«
»Lieber Freund, ich könnte Ihnen Sachen erzählen! Achtung, sie kommt«, hörte er ihre Schritte.
Doktor de Witt schüttelte fassungslos den Kopf. Ein jäher Sturz vom Olymp seiner Champagnerlaune. Aber wer beschreibt sein Entsetzen, als er nun seine blonde

Sehnsucht mit zwei Cognac-Schwenkern auf sich zukommen sah.

»Wenn Sie erlauben«, lächelte sie, »ich habe mir gedacht, zum Kaffee könnte ein kleiner Cognac sicher nicht schaden.«

Donnerwetter, dachte Bolli, das war die beste Idee, die sie jetzt überhaupt haben konnte. Heimlich machte er de Witt eine beschwörende Geste, sich doch um Himmels willen nichts anmerken zu lassen.

»Leider war es der Rest«, erklärte Engelchen, »aber ich werde nachher eine neue Flasche besorgen.«

»Nicht doch!«

Der Rest, fand Bolli, hatte durchaus seine Schuldigkeit getan.

»Ich muß heute sowieso noch in die Weinhandlung«, versicherte die vermeintliche Alkoholikerin, »für die Familie. Brauchen Sie noch was, Herr Doktor?«

»Danke«, meinte Bolli befriedigt, »wir sind bedient.«

Fräulein Engel widmete Doktor de Witt einen animierenden Blick, den der jetzt aber nur noch nach pathologischem Gesichtspunkt zu werten wußte. Es fiel ihr sichtlich schwer, sich wieder zurückzuziehen, aber Bolli gab ihr ein unmißverständliches Zeichen, es doch bitte zu tun.

»Da sind Sie sprachlos, was?« fragte er, als sie wieder allein waren.

Das Leben, dachte Doktor de Witt, benimmt sich manchmal so, als hätte es zu viele schlechte Filme gesehen.

»Ist das nicht eine Tragödie«, meinte Bolli genüßlich. »Stellen Sie sich vor: Die ganze Familie!«

»Was?«

»Alle hängen sie an der Flasche«, log Bolli unbarmherzig, »Mutter, Vater, Schwester.«

»Nein!«
»Und vor allem der Bruder.«
Doktor de Witt war nur noch ein einziges gemartertes Fragezeichen. »Das ist ja nicht zu fassen.«
»Fassen Sie sich!« Bolli hatte aufrichtig Mitleid mit dem Opfer seiner schamlosen Diffamierungen. Aber, gab er sich selber die Absolution, ab nächster Woche, mein Junge, da steht dir mit deinem Engelchen der Himmel sperrangelweit offen. Aber für mich läuft der Count-down. Mir bleibt doch keine Wahl. »Ich kann mir natürlich vorstellen, wie Ihnen jetzt zumute ist. Und deswegen: Schlagen Sie sich diese Frau aus dem Kopf.«
»Aber da muß man doch was tun«, schluckte der Unglückliche.
»Tut mir leid, da ist leider nichts zu machen.«
»Ich kann es nicht glauben«, stammelte Doktor de Witt und wankte ein paar Schritte in die Richtung, in der Fräulein Engel abgegangen war. »Wenn man sie so ansieht: so jung, so frisch.«
»Noch, mein Lieber, noch!« schenkte Bolli ihm noch einmal nach. »Ich meine, Sie kennen doch sicher auch solche Fälle, Herr Kollege. Aber machen Sie sich nicht zu viele düstere Gedanken, ich passe schon auf. Glauben Sie mir, ich hätte Ihnen wirklich gern geholfen. Aber in diesem speziellen Fall –« Er drückte ihm warmherzig die Hand. »Tut mir leid.« Wie in Trance ließ sich Doktor de Witt zum Ausgang führen. »Sehen Sie zu, daß Sie darüber hinwegkommen. Kopf hoch!«
Mach's gut, mein Junge, dachte Bolli. Dich seh' ich nun nicht mehr wieder. Schade eigentlich, aber wie das Leben so spielt, es trifft immer die Falschen.
Außerordentlich erleichtert schloß er hinter ihm die Tür.

Notwehr. Reine Notwehr. Verzeih' mir, Sybille, ich hab's für uns getan.
»Ist Ihr Bruder schon weg?« Fräulein Engel hatte die Tür gehört.
»Ja, Gott sei Dank. Den sind wir los.«
»Aber er ist immerhin Ihr Bruder!« erinnerte sie ihn.
Bolli runzelte die Stirn. »Manchmal wünschte ich mir wirklich, ich wäre ein Einzelkind.«
»Schade«, erlaubte sie sich zu sagen. »Je öfter ich ihn sehe, um so sympathischer wird er mir.«
»Tut mir leid«, versetzte Bolli. »Aber auf seinen Anblick werden Sie vorerst verzichten müssen.«
»Warum denn?« fragte sie mit unverhohlener Enttäuschung.
»Ich mußte ihn zur Kur schicken.«
Ihre Augen weiteten sich vor Schreck. »Steht es so schlimm mit ihm?«
»Curare necesse est!« Zu Deutsch: Die Kuh ist vom Eis! dachte er befriedigt und sah seiner Zukunft wieder lächelnd entgegen.

»Hallo, Frau Carrera, willkommen im Wasserbett!« Bollis Festtagslaune strahlte ihm nur so aus den Augen und aus allen Knopflöchern seines Psychiaterkittels. »Je länger die Praxis, desto größer die Freude! Geht es Ihnen besser?«
Es war ihr anzusehen, daß es ihr besser ging. Sie wirkte heute nicht nur äußerlich souverän, sondern auch in ihrem seelischen Kostüm stabiler als sonst. Aber es war ja wohl auch keine Gruppentherapie mehr zu befürchten. Ihr Anblick war wie immer eine besonders erfreuliche Visitenkarte für diese Praxis. Prinzessin Kaschmir sah heute aus wie Prinz Hamlet, von Kopf bis Fuß in schwarzem, körperna-

hem Edeltuch. Und sie hatte eine sehr schicke neue Frisur: vom Scheitel weg schob sich eine schwere, in eine einzige Welle gefaßte Haarflut über die Stirn herab auf das linke Auge zu. Eine aufregend asymmetrische karminrote Woge, die bei Bolli unwillkürlich einen »Sturm im Wasserbett« assoziierte.

»Nun, was macht die Kunst?«

»Stellen Sie sich vor«, sagte die Bestsellerin, »ich habe Phasen, da komme ich mir tatsächlich nicht mehr ganz so abhängig vor. Das sind Momente wie Frühlingsgefühle!«

Frühlingsgefühle, die konnte Bolli ihr aber nachfühlen. »Sehen Sie«, diagnostizierte er, »wir beide sind auf dem richtigen Weg. Auf geht's! Jetzt werden wir endlich mal Ihrem Syndromchen zuleibe rücken.«

»Sollen wir?«

»It's now or never!« Er klatschte unternehmungslustig in die Hände und komplimentierte sie zum Paravent. Sobald sie dahinter verschwunden war, flitzte er zum Schreibtisch und griff nach einem dicken Fachbuch, aus dem ein paar Lesezeichen herausragten. »Die Schulaufgaben sind gemacht«, gab er bekannt, »also ran an den Bikini!«

Er überflog schnell noch einmal das Pensum, das er sich für diese Sitzung gesetzt hatte. Und dazu bemühte er ein Werk mit dem griffigen Titel »TOUCH ME – FEEL ME – HEAL ME«, angeblich das Neueste, was der moderne Therapiemarkt zu bieten hatte. »Der Therapeut«, repetierte Bolli leise für sich, »konfrontiert den Patienten mit seiner eigenen inneren Falle und gibt ihm die Wahl, zu fühlen und auszudrücken, wer er wirklich ist und was er wirklich will.« Das will ich jetzt wissen, nahm er sich vor. Der werd' ich jetzt helfen! Jetzt oder nie. Die kommt mir hier nicht raus, ohne daß ich ihr zeige, wo's langgeht. Das kann doch gar nicht so schwer sein, die sagt mir, was sie will, und ich sag' ihr, was sie tun soll! Wenn sie schön kooperativ ist, dann helf' ich ihr auf die Sprünge. Wenn ich weiß, wo der Schuh drückt, dann mach' ich ihn schon geschmeidig. Und damit sie mir auch glaubt, verpack' ich das Ganze so wissenschaftlich, wie sie nur will. Bißchen kariert quatschen und fertig ist die Laube! Was stand da noch gleich in dem Absatz? – »Lassen Sie sich ruhig Zeit!« rief er hinter den Paravent. »Ich laufe Ihnen heute nicht davon.«

»Schade«, sagte Claudia Carrera, »daß Sie nur noch eine Woche da sind, Herr Doktor.«

Nur noch eine Woche. Und dann? Aber er zwang sich, nicht darüber nachzudenken, denn das wäre nur Zeitverschwendung. Und dafür war die Zeit jetzt zu kostbar. Keine Minute mit Sybille wollte er verschwenden. Die einzige Frage, die galt, war vielmehr: Wie konnte man sie verlangsamen, die Zeit. Die Zeit als Doktor de Witt. Die Zeit mit IHR. Das unerwartete Geschenk ihres Glücks. Mit einer fast anfallartigen Zärtlichkeit dachte er jetzt an Sybille. Und er entschied, die Zeit einfach zu ignorieren, einfach so zu tun, als sei nichts zu befürchten, und die Zeit nur als das zu benutzen, was das Leben war, als Wundertüte. Einfach reingreifen und staunen. Abwarten und inspirieren lassen.

»In einer Woche kann noch so viel Schönes passieren!« rief er in seinem unverwundbaren Wundertüten-Optimismus zum Paravent hin. »Wer weiß, vielleicht sind Sie bis dahin ein total glücklicher Mensch, so was kann ganz schnell gehen. Ich würde es Ihnen wünschen!«

Im Grunde genommen war doch alles eigentlich ganz simpel: Wenn jeder Mensch nur einen einzigen anderen Menschen auf dieser Welt glücklich machen würde, so lautete doch eine volkstümliche Binsenweisheit, dann würde die ganze Welt nur aus glücklichen Menschen bestehen. Bolli hatte durchaus etwas übrig für schlüssige volkstümliche Lebensweisheiten. Damit ließ sich oft mehr bewirken als mit all diesen hochspezifizierten Fachidiotien, mit denen die Welt langsam aber sicher in die Binsen ging. So wunderlich seine Methoden auch sein mochten, mit denen er hier den Laden schmiß, er setzte stur und überzeugt auf die urälteste Medizin, die es gab: die Heilkraft der Mit-Menschlichkeit.

Nichtsdestotrotz riskierte er noch einen Blick in die Fachliteratur: »Das Ziel der Sitzung«, behaupteten sie also im Buche der Propheten von »TOUCH ME – FEEL ME – HEAL ME«, »ist, den Patienten mit dem in Berührung zu bringen, was er innerlich fühlt, damit er es auch nach außen zum Ausdruck bringen kann.« Aha. Na dann mal los. »Hören Sie, meine Liebe«, rief er und las jetzt laut, damit Frau Carrera wußte, was den beiden gleich bevorstand. »Wenn Sie mir richtig folgen, wissen Sie, was Sie dann im Laufe der Sitzung für ein Gefühl erreichen werden? Sie springen aus einem Flugzeug in dreitausend Meter Höhe und entdecken, daß Sie fliegen können! Was sagen Sie dazu?«

»Fliegen können?«

»Genau. Sie können schreiben, also können Sie auch fliegen!« behauptete Bolli. »Sie können alles, was ich Ihnen zutraue, daran müssen Sie nur ganz fest glauben!« Hier sprach der Pragmatiker. Bolli glaubte wirklich unerschütterlich an das Spiel der Kräfte von Willen und Einbildungskraft: Was ich will, das kann ich auch, das war seine Devise. Und wenn man's nicht konnte, dann hat man nur nicht richtig gewollt. Nicht ganz richtig gewollt. »Wenn Sie wirklich wollen«, insistierte er, »dann können Sie auch fliegen! Zu allen Horizonten, die Sie sich wünschen.«

»Da bin ich ja gespannt!«
Was meinen Sie, was ich bin, dachte er.
»Ach, Herr Doktor«, sagte sie, während sie hinter ihrer Wand in den Bikini stieg, »was würde unsereins machen ohne Menschen wie Sie.«
Bei aller Bescheidenheit, das konnte er sich allerdings auch nur schwer vorstellen.
»Ich bin auf Sie schon sehr angewiesen, Herr Doktor!« Er war tatsächlich der einzige, dem Claudia vollkommen vertraute von all den vielen Menschen, mit denen sie zusammenkam, ausgerechnet er, der Ersatzmann von Professor Otto. Weil er sich ganz locker und unprätentiös als Psychokumpel vermittelte. Mehr Freund als Freud. Und dadurch hatte er in des Wortes wahrstem Sinne eine so befreiende Wirkung. Das war wohl sein Geheimnis als Seelenerzieher.
»Aber wir sind doch alle aufeinander angewiesen«, gab er zurück. Schauen Sie –« Und dazu brauchte er nun wirklich nicht in das Buch der Propheten zu gucken. »Wir Menschen befinden uns doch heute in jeder Beziehung in wahnsinnigen Abhängigkeiten. Betrachten Sie doch nur mal unseren Alltag! Wir stehen den Dingen, die uns umgeben, doch alle ziemlich machtlos gegenüber.«
»Wie meinen Sie?«
»Nehmen Sie doch nur mal das Auto! Wir alle fahren doch Autos, die wir im Grunde gar nicht beherrschen. Wir essen Sachen, die uns im Grunde nur vergiften. Und wir begeben uns zu Ärzten, die uns im Grunde nur verunsichern oder uns auch vergiften!«
»Also, diese Anklage kann man gegen Sie nun wirklich nicht vorbringen«, protestierte sie.
»Danke.« Aber das war vermutlich auch die einzige Ankla-

ge, die man gegen ihn nicht vorbringen konnte. »Bleibt also die Anklage, ich meine –«, verbesserte sich der Weihnachtsmann von HORTIE, »es bleibt die Frage, was können wir tun, um diesen ganzen Abhängigkeiten zu entgehen, im Sinne von –« Er ließ seinen Blick durch das Ordinationszimmer wandern und nickte den Vätern der Psychoanalyse zu, die sein unorthodoxes Treiben auch hier aus schweren Goldrahmen streng beobachteten. »Im Sinne meiner sehr verehrten Kollegen Freud, Jung und Adler. Wir müssen –«

Aber da trat Claudia Carrera hinter dem Paravent hervor, und der Anblick ihres heutigen Zweiteilers nötigte ihn, noch einmal neu Luft holen zu müssen. Sie trug einen rot flammenden Bandeau-Bikini mit Makassar-Maserung aus elastischem Lycra, das taillenhohe Höschen mit aggressiv hohem Beinausschnitt.

»Wir müssen«, setzte Bolli noch einmal an. »Wir müssen vor allem ganz ruhig bleiben. Also, was müssen wir? Wir müssen auf die Couch! Auf die Couch, auf die Couch!« Auf die Couch war doch wenigstens Verlaß. Couch ist immer gut.

Mit fast provozierender Gelöstheit ließ sich die Cheferotomanin des deutschen Buchhandels nieder. »So ist es brav«, lobte Bolli und griff nach dem Kavalierstaschentuch in der Brusttasche seines Kittels. Die Reizüberflutung der letzten Tage machte ihm ab und zu denn doch ein wenig zu schaffen. Er tupfte sich ein paar Schweißperlen von der Stirn und mußte einen Moment lang gegen die Anwandlung eines unguten Gefühls kämpfen. Wenn Sybille ihn jetzt erleben würde, dachte er, was würde sie wohl von ihm denken? Wofür bewunderte sie ihn? Dafür, daß er sich in hanebüchenen Situationen als psychotherapeutischer

Quacksalber bewährte? Plötzlich sah er sich selbst mit Sybilles Augen über die Schulter und fühlte sich dabei nicht gerade behaglich. Aber was sollte er denn tun, solange er mit ihr zusammen sein konnte, mußte er seine Rolle noch spielen, es blieb ihm doch keine Wahl. Aber zu der Sehnsucht, bei ihr sein zu wollen, kam plötzlich die Sehnsucht, sich ihr zu entdecken! Denn plötzlich empfand er die Last seiner Lebenslüge, aber das durfte nicht sein. Wenn er mit Sybille noch eine glückliche Woche genießen wollte, mußte er hier weitermachen, mit allem, was ihm hier widerfuhr, mit Elvis Presley, Claudia Carrera, Bikini & Co.

»Also was wir jetzt machen werden«, kündigte er an, »ist eine bewährte Übung. Ich stütze mich dabei auf die Erfahrung von meinem berühmten Freund und Kollegen –« Mensch, wie war doch gleich der Name? Das Buch war zu weit, der Bikini war zu nah. »Professor Meyseneck!« Oder so ähnlich. »Kennen Sie den vielleicht?«

»Nein. Der Name kommt mir zwar irgendwie bekannt vor.« Sie überlegte. »Ich glaube, Professor Otto hat mal so einen ähnlichen Namen erwähnt. Warten Sie mal.«

»Bemühen Sie sich nicht«, winkte Bolli ab. »Namen sind Schall und Rauch.«

»Eysenck!« fiel ihr ein. »Professor Eysenck, so hieß er.«

»Ach der. Jaja, den gibt's auch.« Aber lieber vergewisserte er sich doch, ob da was war, was ihm die Tour vermasseln könnte. »Und? Was meinte der gute Otti?«

»Er ist nicht näher auf ihn eingegangen.«

Na fein, dachte Bolli. Sonst wär' ich jetzt eingegangen. Aber auf den guten Otto konnte man sich verlassen. Eigentlich hätte Bolli ihn ganz gern mal kennengelernt. »Also dann wollen wir jetzt mal aufeinander eingehen«, gab er sich die Sporen. »Ich werde Sie jetzt mit Ihrer inneren

Falle konfrontieren, wie wir in einschlägigen Kreisen so zu sagen pflegen.«

»Sie meinen, mit meinem Bikini.«

»So ist es. Und Ihren Bikini vor Augen –« Mein Gott, war das eine Hitze hier drinnen, oder? »müssen wir feststellen, daß Sie eine tolle Frau sind, auch im Bikini, besonders im Bikini, das ist nun mal eine nackte Tatsache, die müssen wir jetzt freilegen. Verzeihung, können Sie mir folgen?«

»Nicht ganz.«

Und ich gar nicht, dachte er. Mensch, Bolli, konzentrier dich!

»Ja, also, Sie müssen das ganze Leben, Ihr ganzes Dasein ganz bewußt ausleben. Und zwar nicht nur in Ihren Büchern, sondern in Ihrem Leben. Sie müssen –«

Verdammt nochmal, was sollte sie denn noch müssen –

»Ich weiß«, sagte sie. »Aber es ist so schwer für mich, über den Schatten meines Vaters zu springen.«

Ach ja, natürlich springen! Das war's doch. Springen aus einem Flugzeug, aus dreitausend Meter Höhe oder so, und entdecken, daß man fliegen kann. So war's. Also anschnallen und ab die Post!

»Springen Sie, Frau Carrera!« hielt er sie an. »Über Ihren Vater! Über Ihren Schatten! Bis zur Sonne! Springen Sie, und Sie werden entdecken, daß Sie fliegen können!«

»Ich möchte ja so gern.«

»Dann tun Sie's doch!« rief Bolli emphatisch mit nun nicht mehr zu bremsender Suggestivkraft, mit der geballten Ladung seines unverwüstlichen Optimismus. »Bekennen Sie sich! Bekennen Sie sich zu Ihrem Körper und zu Ihrem Partner!«

»Ich kann nicht.«

»Ach Quatsch. Ich-kann-nicht gibt es nicht. Ich-kann-nicht liegt auf dem Friedhof. Jetzt wird gehandelt.«
»Aber –«
»Sagen Sie mal«, fiel ihm instinktiv ein, »Frau Carrera! Haben Sie Ihrem Partner eigentlich schon mal gesagt, daß Sie ihn lieben?«

Sie wandte sich ab und vergrub ihre Hände in der Haarflut ihrer karminroten Modewoge, die zu schwer schien, um oben auf ihrem Kopf bleiben zu können, aber auch zu schwer, um nach vorn zu fallen. Bezeichnend vielleicht für die neurotische Unentschiedenheit der Autorin. Mit nervöser Bewegung schob sie sich die Welle schräg in die Stirn, um das Flackern in ihren Augen zu verdecken.
»Frau Carrera!« wiederholte Bolli eindringlich die Frage: »Haben Sie ihm gesagt, daß Sie ihn lieben?«
»Nein.«
»Nein?« –
»Nein«, gab sie beschämt zu.
»Das dachte ich mir.« Sein Instinkt hatte tatsächlich wieder recht gehabt. »Ja und?« feuerte er sie an. »Worauf warten Sie noch? Sie haben lange genug gewartet. Jetzt ist Schluß. Jetzt wird gehandelt!« Er ging zum Schreibtisch und griff nach dem Telefonhörer. »Darf ich um eine Nummer bitten!«
»Wie bitte?«
»Die Telefonnummer«, drängte Bolli. »Sie werden ihm jetzt sagen, daß Sie ihn lieben. Jetzt sofort!«
»Ich kann es nicht.«
»Die Nummer!« forderte Bolli kompromißlos. »It's now or never!« Und als er sah, daß psychogener Schüttelfrost die Frau mit dem seltsamen Syndrom nun in eine einzige

Gänsehaut zu verwandeln schien, fügte er noch ein sehr leises und sehr wohlmeinendes »Bitte« hinzu.
Und ganz langsam begann sie, die Telefonnummer aufzusagen.
»79«
»79« wählte Bolli.
»21«
»21«
Spannung stieg in ihm hoch wie die Quecksilbersäule im Fieberthermometer eines kritischen Patienten. Mit einem Mal kam ihm die Situation überhaupt nicht mehr hanebüchen vor, und er sich selbst keineswegs wie ein Quacksalber. Eher wie ein Jagdhund, der Fährte genommen hatte.
»66«
»66. Bitte!« Er kam ihr mit der Schnur entgegen und übergab ihr den Hörer.
Draußen an der Tür klingelte es. Aber Bolli war so sehr auf dieses Schicksalstelefonat hier drinnen konzentriert, daß er kein anderes Geräusch wahrnehmen konnte außer dem sich quälend dahinziehenden Freizeichen am anderen Ende der Leitung. »Hoffentlich ist er da«, raunte er Claudia zu.
Ihre Angst war im Zustand einer auch physisch kaum noch erträglichen Spannung, in der direkten und nun nicht mehr zu verdrängenden Konfrontation ihres Ich und Ihres Es. Das Ich, das sich schon so lange der mächtigen Triebregung ihres Es verweigerte, durch den Mechanismus des Kompensierens, durch das Niederschreiben ihrer Angst. Durch das Umsetzen ihrer erotischen Phantasie in Papier, durch die fast zwanghafte Produktion ihrer Sexromane, hatte sie immer versucht, die ungeliebte

Realität gegen eine wunschgerechte Wirklichkeit zu ersetzen. Und so war sie in die Sackgasse ihrer Gefühle geraten, aus der sie nun endlich befreit werden sollte und befreit werden wollte! Sie war jetzt bereit. Das Herzjagen in ihrer Brust signalisierte es ihr mit einer fast wahnwitzigen Vehemenz. Sie spürte ihre Bereitschaft wie einen Gefühlsinfarkt. Sie war bereit zum Fliegen.

Jetzt meldete sich der Teilnehmer am anderen Ende der Leitung. Jetzt! sagte sie sich.

»Nur Mut!« sagte Bolli in ihrem Rücken.

»Hallo«, hörte er sie sagen, mit einer Stimme, die sich anhörte, als müßte sie gleich ertrinken. Er hörte nichts von den Stimmen draußen im Wartezimmer. Er hörte nur die Not von Claudia Carrera.

»Hier ist Claudia. Du, ich muß dir was sagen.«

»Na los!«

»Du«, flüsterte sie erregt.

»Ich liebe dich«, soufflierte er.

»Ich liebe dich«, hauchte sie in die Muschel.

Na endlich, dachte Bolli.

»Ich liebe dich!« wiederholte Claudia. Ihre Stimmte war jetzt rauh und fest und steigerte sich unerwartet zu einem leidenschaftlichen Furioso: »Ich liebe dich! Hannelore, ich liebe dich!«

Mit Aplomb ließ sie den Hörer auf die Gabel fallen.

Hannelore?

Bolli war perplex. Aber das konnte er ja nicht ahnen, daß ihr Herzbube eine Dame war.

»Ich hab's gesagt!« jauchzte Claudia mit befreiter Inbrunst. »Ich hab's gesagt!«

»Na, wer sagt's denn!« lächelte Bolli, der ja nun wirklich ein toleranter und vorurteilsloser Mensch war, und

wünschte ihr von Herzen alles Gute. »Ich bin sehr zufrieden mit uns«, stellte er fest und freute sich aufrichtig. Auch ihm war ein Stein vom Herzen gefallen.
»Ich bin gesprungen!« jubilierte die Carrera. »Ich hab's geschafft! Nein, Sie haben es geschafft! Ich weiß gar nicht, wie ich Ihnen danken soll!« Und in dem Hochgefühl ihres befreiten Glücks umarmte sie ihren Therapeuten und küßte ihn links und rechts auf die Wange. »Ich hab's ihr gesagt! Ich liebe sie!« Immer wieder entrang sich ihr da Bekenntnis, vor dem sie so viel Angst gehabt hatte, das sie so lange in sich verschlossen hielt. »Ich liebe sie!« Mit fast blödsinniger Freude wiederholte sie diese drei Worte, in vielen euphorischen Versionen. Und in ihrer Euphorie warf sie sich Bolli an die Brust und vollführte mit ihm einen wilden, glücklichen Tanz. »Ich bin gesprungen! Ich liebe sie! Ich kann fliegen! Ich liebe sie, ich liebe sie!«
Als geheilt entlassen! dachte Bolli gerührt, als er von ihr Wange an Wange um die eigene Achse geschwenkt wurde. So also sieht das Glück in Großaufnahme aus! Hoffentlich hält sich's, dachte er.
Aber wie filigran doch die Sache mit dem Glück ist, das merkte er bereits zwei Sekunden später. Da sah er nämlich die Totale des Entsetzens. Denn in der Drehung sah er Sybille in die Augen.
Unbemerkt hatte Frau Bast das Sprechzimmer betreten und prallte zurück – ihr Liebhaber im Clinch mit einer rothaarigen, halbnackten Amazone. Lambada im Bikini!
»Oh, Verzeihung!« Entrüstet und enttäuscht machte sie auf dem Absatz kehrt.
Sybille! –
Bollis Augenbrauen hoben sich in ungläubigem Entset-

zen. Er fühlte die Notwendigkeit, etwas zu sagen, aber seine vor Schreck gelähmte Zunge konnte sich nicht rühren.

»Danke«, sagte Sybille, »das genügt.«

Jetzt hatte er sich endlich aus der Umarmung gelöst. »Sybille!«

Er rannte ihr hinterher. »Sybille, warte doch! Laß dir doch erkären –«

»Du brauchst mir nichts zu erklären«, schnitt sie ihm jedes weitere Wort ab. »Ich hab' schon verstanden.« An der Tür drehte sie sich noch einmal um. »Und Weihnachten kannst du alleine feiern, du, du, du Weihnachtsmann! . . .«

4

Schluß. Aus und vorbei.
Der Weihnachtsmann von HORTIE hatte die Schnauze gestrichen voll. Er hatte es satt, dieses Leben eines falschen Fuffzigers. Er fühlte sich wie ein Hund ohne Halsband. Und während er dumpf und betäubt und tief deprimiert die Ludwigstraße zum Siegestor hochtrottete, fiel ihm eine Erkenntnis der französischen Filmschauspielerin Jeanne Moreau ein, die er sehr schätzte und deretwegen er manchmal sogar Klatschgeschichten las, wenn sie drin vorkam. Frei zu sein, hatte die Moreau mal gesagt, heißt wählen zu können, wessen Sklave man sein will.
Die Würfel von Bollis Wahl waren gefallen. Insgeheim war es ihm schon seit Tagen klar, wie sie wohl fallen würden, aber endgültig gefallen waren sie heute nachmittag in der Praxis, als er wieder mal alles verspielt hatte. Diesmal aber, und das war wohl die Ironie des Schicksals, diesmal war er wirklich unschuldig gewesen. Es war ein ganz neues Gefühl, einmal als Opfer durch München zu marschieren. Aber, ehrlich gesagt, ein ziemlich mieses Gefühl.
Seit Stunden lief er kreuz und quer durch die Stadt. Sinnlos, ziellos, völlig verloren. Mit einbrechender Dunkelheit hatte es wieder begonnen zu schneien. Aber er schien es überhaupt nicht zu bemerken. Er taperte ohnmächtig durch das stumpfweiße Wirbeln, und das einzige, was er

merkte, war Wut. Eine Wut, die Auslauf brauchte. Ausbrüche, Barrikadenstürme. Er wünschte sich plötzlich, wieder jung zu sein und demonstrieren zu können, egal gegen was. Hauptsache, er konnte aktiv mitmischen und sich freibrüllen. Ihm war auf einmal so nach Steinzeit, nach Urschrei, nach all dem, was er heute morgen dem armen Appelhans mit auf den Weg gegeben hatte. Jugend, du Luder, wo bist du hin? Sybille, wo bist du? –

In ihm brodelte ein tiefer archaischer Protest gegen sein Schicksal. Das Schicksal, das er sich selber beschert hatte. Alles in ihm sehnte sich danach, die Uhren zurückzudrehen, die Zeit, die Welt. Alles in ihm sehnte sich nach Sybille. Alles hatte sie an sich gezogen, alles mitgenommen von seinem Leben in ihre Existenz, ohne die ihm die seine auf einmal so schmerzlich leer erschien.

Aber die Uhren drehten sich weiter, die Zeit und die Welt. Und Sybille? Wo war sie? Für immer verschwunden und verloren? Würde er sie jemals wiedersehen, sich jemals erklären können, ihr endlich seine Geheimnisse preisgeben und sich endlich ihr selbst ganz entdecken dürfen? Zu spät, zu spät, zu spät! Und die Welt ging einfach weiter, als ob nichts geschehen wäre. Kein Protest, kein Urschrei regte sich, keine Steinzeit. Nicht mal Motorenlärm auf der Straße, kein brüllendes Verkehrschaos, keine Sirenen. Wo blieben sie denn, die Martinshörner, die ihn doch sonst immer so gern verfolgten. Jetzt sollten sie erschallen! Haltet sie! Haltet sie! Bringt sie mir zurück!

WANTED SYBILLE BAST!

Nur Schnee. Alles dämpfend, alles verwischend. Die Kristalle steckten ihn in eine weiche Zwangsjacke, lösten sich auf, und das Wasser rann ihm über die Stirn, die Nase, das Kinn, den Hals. Alles an ihm weichte langsam auf. Und alles in ihm. Er war völlig unvertraut mit dieser Art Lähmung. Eine Situation, in der er nicht wußte, was er tun sollte, das war ihm tatsächlich noch nie passiert. Das war eine so deprimierende und demütigende Erfahrung, so als säße er mitten auf den Türmen der Frauenkirche und wüßte nicht, wie er jemals wieder runterkommen sollte. Und zugleich war es auch so, als gelänge es ihm einfach nicht, eine ganz banale Schublade zu öffnen. Ohne sie. Denn sie war es, die ihn die Türme hinaufgetrieben hatte. Sie war diese verdammte göttliche Schublade. Ohne sie war er erschütternd hilflos geworden. Und nun? Quo vadis, Bolli? Immer weiter hinein in den Schnee. Mein Gott, die Natur konnte dieselbe brutale Ignoranz haben wie das Freizeichen des Telefons. Die Flocken fielen kalt und blöde auf ihn nieder. Aus der unruhigen Schwärze eines erbarmungslosen Himmels fielen sie durch die Baumkronen der Pappeln, leuchteten kurz auf und segelten unbeteiligt in seinen Mantelkragen. Die Fassaden der Leopoldstraße, die Bolli düster passierte, ohne sie zu registrieren, schienen durch das nivellierende Gestöber entsetzlich abwesend. Und während er dahinstapfte, ging sein ganzes zerrüttetes Innenleben langsam über in ein dämmriges Gefühl der Ohnmacht, in die Dunkelheit der Depression. Und er konnte sich nicht vorstellen, wie er da wieder herausfinden sollte.

A wop-bop-a-loo-bop
A lop-bam-boom
Tutti Frutti!

Bolli zuckte unwillkürlich zusammen. Wie eine Peitsche knallte ihm fetziger Rock 'n' Roll gegen sein Hirn. Er blieb stehen und versuchte sich zu orientieren. Er war bis zur

Münchener Freiheit hochgelaufen und stand jetzt an der Fußgängerampel Leopoldstraße/Feilitzschstraße, direkt neben dem »Schwabinger Bräu«. Er drehte sich um und sah Elvis ins Gesicht. Eine ganze Häuserwand nur Elvis. Mindestens fünfzig eng aneinandergeklebte Konterfeis vom King.

ELVIS LEBT! stand in riesigen Lettern auf dem Plakat. Bolli trat näher und studierte es.

77-Productions-Heel-Concerts presents
DAS GROSSE ELVIS FESTIVAL
Elvis-Museum
Rock-'n'-Roll-Tanz-Show
Modenschau der 50er Jahre
Frisurenwettbewerb
Sammlerbörse

Und quer über dem Plakat ein phosphoreszierender Aufkleber:

HEUTE ABEND GROSSER ELVIS-IMITATOREN-WETTBEWERB
ES SPIELEN: FRANNY AND THE FIREBALLS

Und wie sie spielten! Unbewußt begannen Bollis Füße den Rhythmus aufzunehmen, der aus dem Innern des Schuppens auf die Feilitzschstraße herunterwehte. Ein Rhythmus, der für Bolli eine längst vergessene Vergangenheit markierte und offenbar die Sehnsuchtszukunft des Patienten Appelhans.

»*You Ain't Nothin' but a Hound Dog*«, schallte es aus dem »Schwabinger Bräu«. Und Bolli folgte dem Rhythmus, der ihn so abrupt abzulenken wußte und ihn jetzt sogar neugierig machte. Er stieg die Treppe hoch zum ersten Stock dieses schmucklosen Etablissements, in dem sonst vor allem Flohmärkte und Faschingsfeten stattfanden. Er wollte eine Eintrittskarte lösen, aber die Kasse hatte längst schon geschlossen. Und jetzt erst bemerkte Bolli, daß es schon weit nach 22 Uhr war.

Alle Türen vom Festsaal waren weit geöffnet. Überall in den Zugängen hingen Trauben von Menschen, die keine Eintrittskarten mehr bekommen, sich aber deswegen nicht hatten abwimmeln lassen. Bolli blickte sich verwirrt um. Oben die Galerie hatte man zur Ausstellungshalle umfunktioniert. Neugierig stieg er hoch. Und während im Festsaal der »Jailhouse Rock« rollte, betrachtete er in aller Ruhe die hier zusammengetragenen Stücke aus dem Privatbesitz des Kings.

ELVIS IN MEMORIAM.

Stücke von unermeßlichem Sammlerwert. Alles, wovon ein echter Elvis-Fan nur träumen konnte: Auftrittskostüme und Schlafanzüge. Sein Schmuck: Unter anderem sein berühmter Löwenkopfring, besetzt mit Rubinen und Smaragden, sein Sheriffstern, aufgemotzt mit zweiunddreißig Diamanten. Seine erste Single: Die Schellackaufnahme von »Mystery Train«. Eine Kopie seines Testaments. Das Straßenschild des Elvis-Presley-Boulevards in Memphis/Tennessee. Und das Prachtstück dieser Ausstellung, von zahlreichem Personal bewacht wie ein echter Rembrandt, sein letzter Cacillac. 10,5 Meter lang, 3,5 Meter breit, V 8-Motor, 190 Pferdestärken, Baujahr 1975, goldfarbig, in Gitarrenform. Liebhaberwert: Über 2 Millionen Dollar. Drumherum zeichneten Stellwände mit Text- und Bildtafeln den Lebenslauf des Kings nach.

Elvis forever! Der King mit seinen verträumten Augen

und der Schmalzlocke. Die Aufnahmen von seiner Militärzeit in Germany. Das Hochzeitsfoto mit der jungen Priscilla. Bilder von ihm und seinem Manager, Colonel Parker. Königliches vom King bis hin zu den erschütternden Dokumenten seiner Endzeit. In Videokabinen wurden Aufnahmen seines Lebens so andächtig konsumiert wie anderswo die Kulturgeschichte romanischer Kirchen. Und über allem, hoch droben an der Decke, prangte seine Gitarre. Die Gitarre als Symbol für die größte Revolution der Popgeschichte, die Elvis Aaron Presley zum größten Idol des 20. Jahrhunderts hatte werden lassen.

Und zum Idol des Finanzbeamten Marc Jürgen Appelhans. Das hier also war seine Welt. Die Welt, auf die er alle seine heimlichen Sehnsüchte projizierte. Elvis, sein King, das schillernde Objekt seiner Halluzinationen, der Knackpunkt seiner sanften Schizophrenie.

Nachdenklich schlenderte Bolli durch die Galerie. Was mochte wohl der Auslösefaktor gewesen sein für den armen Kerl? Hatte er, wie Claudia Carrera, in der Pubertät die Ablösung von seinen Eltern nicht bewältigt? Hatte er seine Geschlechterrolle nicht gefunden? Hatte er zu früh die falsche Berufswahl getroffen? Wie auch immer, er war aus der Bahn geworfen, auf der falschen Schiene gelandet. Er war in des Wortes wahrstem Sinne ver-rückt geworden. Innenleben und äußere Existenz, Sein und Scheinen waren bei ihm auseinandergerückt.

Aber das mußte doch wieder zurechtzurücken sein! Auch wenn jetzt alles aus war, irgendwie fühlte er doch so etwas wie eine nostalgische Verantwortung für die Schäfchen, die ihm sein schräges Schicksal in der Praxis von Professor Otto anvertraut hatte. Und was dem Schäfchen Appelhans fehlte, war ganz einfach mehr Selbstbewußtsein. Schade,

dachte Bolli, daß ich heute vormittag noch nichts gewußt habe von diesem komischen Festival hier, sonst hätte ich ihn einfach mal hierhergeschickt. Das sollte der sich mal ansehen, das müßte der mal erleben hier.
Drinnen im Saal empfing Bolli ohrenbetäubender Lärm und ein strenges Duftgemisch aus Schweiß und Parfüm. Es ging zu wie in einem James-Dean-Film. Keinen der Zuschauer, die dichtgedrängt nebeneinander saßen und standen und so die Arena umkreisten, hielt es auf seinem Platz. Sie konterten das Geschehen auf der Bühne mit aufgeregtem Kreischen oder gellenden Pfiffen. Petticoats raschelten, Pferdeschwänze flogen. Nur die brillantinegestählten Haartollen der jungen Elvis-Fans widerstanden unzerstörbar jeder Emotion.
Bolli staunte. Das Ganze kam ihm vor wie im Panoptikum. Was sich hier abspielte, das war wie ein gewaltiger Rückstoß mit der Zeitmaschine in die 50er Jahre. Was die Mütter damals in helles Entzücken versetzte, das konnten hier und heute ihre Töchter jetzt nachvollziehen. Und mancher Vater würde sicher in Jugenderinnerungen schwelgen, wenn er sich so die Pomadefrisuren der Söhne betrachtete. Wohin Bollis Auge auch blickte, überall große Ausgehmontur. Hautenge Hosen, blitzblank gewienerte Lackschuhe und Pumps, die mit den Pfennigabsätzen.
Die Stimmung brodelte. Im Scheinwerferlicht fegte ein schlankes junges Kerlchen über die Bühne, als sei es vom Teufel geritten. Seine Beine schlackerten, als wären seine Knochen aus Gummi. Unter den Sohlen schien er Sprungfedern installiert zu haben. Immer wieder demonstrierte er den legendären Hüftschwung von »Elvis the Pelvis«. Der Junge produzierte sich mit kurzgeschnittenem Schopf und khakifarbener Militärkluft, und jeder im Saal wußte natür-

lich, daß es sich hier um Elvis als flaumbärtigen US-Soldaten handelte, der in der Bundesrepublik der Nachkriegszeit die Mädchenherzen zu Luftsprüngen angekurbelt hatte. Mit dem gewaltig-grellen Pfeifen einer Verstärkerrückkopplung und einem supergeilen Spagat ging der junge Elvis ins Ziel.
»Das war Philippe Roussell aus Zürich!« schrie der Moderator ins Mikrophon. »Zweiter Platz für Philippe Roussell! Herzlichen Glückwunsch, Philippe!«
Längst hatte die Jury die Spreu vom Weizen getrennt. Nach dem ersten Durchgang waren von den fünfzehn Kandidaten der Schlußrunde nur noch drei übriggeblieben, die drei Sieger des »Großen Elvis-Imitatoren-Wettbewerbs«.
»Und jetzt, liebe Freunde, ist es soweit!«
Der Moderator machte eine schwergewichtige Pause, um allen Schwulst in sich zu mobilisieren, welcher der Bedeutung des großen Moments angemessen erscheinen sollte: »Wir kommen zum Sieger des Abends.« Noch einmal holte er Luft und schwieg eine spannende Zäsur in die Zeremonie. »Die Jury hat entschieden! Aber bevor ich das Ergebnis bekanntgebe, möchte ich daran erinnern, was Elvis, unser aller King, einmal über sich selbst gesagt hat: Als ich ein Junge war, hat er gesagt, da sah ich mich immer als den Helden in Comic-Büchern und Filmen. Ich wuchs auf im Glauben an diesen Traum. Und ich habe diesen Traum erlebt. Mehr kann sich ein Mensch nicht wünschen.« Und auf der flachen weichen Welle der Andacht, die vorübergehend durch das Auditorium ging, setzte der Mann am Mikrofon geschickt noch einen drauf: »Meine Damen und Herren! Liebe Freunde! Wir alle wissen, was diese Jungs, die uns heute abend begeistert haben, sich wünschen und wovon sie träumen. Aber nur für einen einzigen von ihnen

kann sich hier und heute der Traum erfüllen, Elvis der Zweite zu werden, sein Nachfolger im Leben, Statthalter auf Erden, geboren hier auf der Bühne vom Schwabinger Bräu! Und an dieser Stelle möchte ich allen Münchner Sponsoren danken, die dieses Ereignis möglich gemacht haben. Ich bedanke mich bei dem Fernsehsender TV SCHWARZ-BLAU, bei der Radiostation ZACK 3000, bei der HOFPFISTEREI, bei der KONZERTDIREKTION THESPISKARREN.«

Das Publikum quittierte den Ausflug in die Marketingrealität der 90er Jahre mit Pfiffen, und der Moderator kam zum Punkt.

»Und jetzt bitte ich IHN auf die Bühne zu kommen und den Thron zu besteigen.«

Im Publikum entwickelte sich eine hysterische Spannung.

»Licht aus, Spot an! Hier ist der Sieger des Abends, hier ist der KING aus München. Hier ist Marc Jürgen Appelhans aus Giesing!«

Bolli war ganz sicher, daß er sich verhört hatte. Aber da knallten »Franny and the Fireballs« einen gigantischen Schlagzeugtusch in den Raum, und im nächsten Moment stand er auf der Bühne, sein Patient Appelhans. Ohne seine Baskenmütze, ohne sein lindgrünes Popelinemäntelchen, ohne seine Nickelbrille. Er stand da in einem schneeweißen Satinanzug, einer Kopie jenes Kostüms, in dem Elvis Presley in seiner legendären Satelliten-Show »Aloha from Hawaii« anno 1973 über Milliarden von Bildschirmen geflimmert war. Er stand da, die Jackenbluse leicht geöffnet, mit braungeschminkter Brust hinter lässiger Lederverschnürung. Und außer dem Kostüm verfügte er auch über all die anderen weltbekannten Accessoires seines großen Vorbildes: die Ringe, die Ketten, das rosa Halstuch,

die rosa Ray-Ban-Brille. Und natürlich waren seine schwarzgefärbten Haare so hart gelackt, daß man darauf einen Felsen zersplittern konnte.
Die Menge heulte auf. Der Lärm im Saal wurde orgiastisch. Einen Moment lang stand Appelhans nur so da. Dann griff er nach dem Mikrofon, und er tat das mit jener linkischen Lässigkeit, die das Publikum nur noch mehr zum Jaulen brachte. Und mit tiefer Inbrunst sprach er den Satz ins Mikro, den er seit seinem siebten Lebensjahr immer wieder für sich geübt hatte, heimlich, still und leise in einer kleinen Wohnung im Münchner Stadtteil Giesing: »Ladies and gentlemen«, sprach er, »I'd like to do a song now, that tells a little story, that really makes a lot of sense.« Und dann katapultierte er sich fast übergangslos in den Hit aller Hits, und vier Stereokanäle übertrugen ihn mit der Gewalt von 4800 Watt ins Publikum:

A wopbapaloobop
A lop – bam – boom
Tutti Frutti!
All Rootie!
Tutti Frutti!
All Rootie!

Wie eine Peitsche ließ Appelhans das Mikrofonkabel über den Köpfen der Fans in den ersten Reihen tanzen. Wie Flammen züngelten seine Finger über die Saiten der Gitarre. Sein linkes Knie zitterte im Takt der Musik, und seine Lippe zuckte so süffisant wie weiland in Las Vegas. Outfit, Stimme und Bewegung; es war gespenstisch. Bolli traute weder seinen Augen noch Ohren. Aber es war

wirklich so, als wäre der unsterbliche King of Rock and Roll leibhaftig aus dem Himmel zurückgekehrt.
Appelhans, sein Appelhans! Der kleine Finanzbeamte aus der Abteilung Hundesteuer entfachte eine Massenhysterie, wie man sie selbst im »Schwabinger Bräu« noch nicht erlebt hatte.

Tutti Frutti!
All Rootie!
Tutti Frutti!
All Rootie!

In die letzten Töne hinein explodierte der Applaus. Applaus, Applaus!
Elvis! schrien sie. Elvis! Elvis lebt! Der Saal kochte. Das Haus tobte. Die Kids und die Väter schrien und pfiffen, die Mädchen kreischten, und eine ältere Dame fiel tatsächlich in Ohnmacht. Fotografen schoben und stießen sich gegenseitig herum. Ein Mädchen direkt neben Bolli heulte hemmungslos. Sie vergoß ganze Ströme von glücklichen Tränen, die sie mit ihrer langen blonden Mähne abwischte.
»Thank you, thank you very much!« Appelhans bedankte sich bewegt mit einem vollendet lasziven Diener. Der Applaus schwoll an, überschlug sich, brandete gegen ihn, brandete um seine kleine, großartige Existenz und balsamierte alle Wunden, die das Leben ihm geschlagen hatte. Der Schweiß rann ihm in Bächen übers Gesicht und über seine blanke, braune Brust. Und jeder Schweißtropfen war ein Spotlight seines unverhofften Glücks. Er hatte gewonnen. Er war der Sieger. Die Nummer eins. Geliebt. Vergöttert. Heute abend war er der glücklichste Mensch der Welt. Seiner Welt.

»Elvis! Elvis!« Die Fans schrien sich schier Krampfadern in den Hals. »Zu-ga-be! Zu-ga-be!« skandierten sie.
Mein Gott, wie lange hatte er sich darauf vorbereitet. »Zu-ga-be! Zu-ga-be!« – Die sollt ihr haben, dachte er dankbar. Und er intonierte ein Medley aus Elvis' langsamen Ohrschmeichlern, die Nummern, die er selbst am allermeisten liebte: »In the Ghetto«, »Suspicious Mind«, »Are You Lonesome Tonight«. Er war es nun nicht mehr. Seine Einsamkeit hatte ein Ende.
Und während er das Publikum verhexte, während die Farbscheiben rotierten und eine Lichtforke aus hochkarätigen Punktstrahlern für zusätzlichen Zauber sorgte und wunderbare psychedelische Effekte durch den Saal schickte, dachte Appelhans voller Dankbarkeit an den Mann, der ihm den Weg aus seiner Einsamkeit gewiesen hatte. An seinen Manager, seinen Colonel. Seinen ersten Fan. Den ersten, den einzigen, der an ihn geglaubt und ihm Mut gemacht hatte. »Zeig's ihnen, Elvis!« hatte der Doc ihn beschworen. »Ich bin dein Fan, und du bist der King! Glory Halleluja!«
Und nun zeigte er's ihnen! Und wie er's ihnen zeigte. Er füllte den Saal mit Rhythmus, Kraft und Wärme. Und wenn er vorhin das Mikrofonkabel wie eine Peitsche über den Köpfen der Leute hatte tanzen lassen, so streichelte er es jetzt wie eine angebetete Geliebte. »Glory Halleluja!« Und ganz plötzlich drosselte er sein Stimmvolumen, verharrte, bis sich der Aufruhr im Auditorium wieder legte, um dann wieder aufs neue total aufzudrehen, mit dem ganzen Reservoir all seiner in so vielen Jahren aufgestauten Kraft. Unglaublich geschickt, unglaublich professionell, wie er seine Show abzog, wie er das Publikum fest in seiner Hand hatte und nicht mehr ausließ.

Und wieder nahm er die Ovationen entgegen, den Applaus, die Verehrung, die Liebe. Es war ein ungeheures Erntedankfest seiner fehlgeleiteten und so lange unterdrückten inneren Stimme. Er feierte seine Auferstehung, und er tat es so bewegt-unbewegt und so anrührend bescheiden, wie man nur sein kann, wenn man so maßlos und uneingeschränkt glücklich war wie er. Wie in Trance nahm er die Huldigungen entgegen, die Preise, die Ehrungen, die Einkaufsgutscheine, das Engagement für seinen ersten Fernsehauftritt bei »TV SCHWARZ-BLAU«.
Und als die Veranstalter und das Publikum ihn endlich frei gaben, verließ er den Saal wie auf Wolken. Ordner mußten ihm den Weg durch die Menge zur Garderobe bahnen. »Thank you! Thank you very much! I'll do my very best.« Er taumelte hinter den Ordnern her, blind wie ein Maulwurf ohne seine Zweistärkenbrille, aber glücklich, so glücklich. Er winkte in alle Richtungen. und aus allen Richtungen jubelten sie ihm zu. »Elvis!« schrien sie immer wieder. »Elvis! Elvis lebt!« Die Stimmen, die er sich immer so gewünscht hatte, aber bis heute noch nie gehört hatte.
Plötzlich jedoch hörte er eine Stimme, die ihm bekannt vorkam, und das, was sie rief, das hatte er schon mal gehört: »Elvis«, rief diese Stimme ganz dicht an seinem Ohr, »Elvis, ich bin sehr zufrieden mit uns!«
Sein Kopf fuhr herum, und auch ohne seine Brille erkannte er ihn. »Chef!« jauchzte er auf. »Ich werd' verrückt!« Er stürzte auf ihn zu. Sie fielen sich in die Arme, drückten sich und brachten sich vor Freude fast um.
Irgendwie, irgendwann erreichten sie die Garderobe, und völlig erschöpft vor Anstrengung und Glück brach Appelhans auf dem nächstbesten Stuhl zusammen. »Das hab' ich

alles nur dir zu verdanken, Chef!« keuchte er, während ihm seine Adrenaline einen vegetativen Schüttelfrost durch die Adern jagten.
Bolli schnappte sich ein Handtuch und verarztete seinen Schützling. »Mensch, Junge! Wie ist das bloß möglich? Wie hast du das geschafft?«
»Ganz cool«, japste der Held vom »Schwabinger Bräu«. »Ich hab' nur das gemacht, was du mir gesagt hast, Doc. Ich hab' mir 'ne Zeitung gekauft, hab' von dem Wettbewerb gelesen und bin hingegangen.«
»Aber das Kostüm?«
»Das Kostüm? Aber Chef«, grinste Appelhans. »Das hängt doch schon seit dreizehn Jahren bei mir im Schrank. Seit dreizehn Jahren bin ich auf diesen Tag vorbereitet. Aber ohne dich, Chef, hätte ich mich nie getraut.«
»Irre«, schüttelte Bolli den Kopf. »Einfach irre.«
»Was heißt hier irre?« Elvis der Zweite strahlte jetzt wie ein voll aufgegangener Hefekuchen, und seine Lippe zuckte wieder so süffisant wie weiland in Las Vegas. »Das war der Urschrei! Das war nichts anderes als der Urschrei!«

In dieser Nacht hatte Doktor de Witt einen seltsamen Alptraum. Das Seltsame daran war, daß es ein Alptraum mit einem Happy End war. Noch dazu ein vollkommen konkreter Alptraum, den er beim Aufwachen haargenau rekonstruieren konnte. Er hatte geträumt, er wäre im Theater. »Faust«, der Tragödie erster Teil. Schon in der Obersekunda, im Deutschunterricht, hatte sich dieser Teil für Stefan de Witt als eine echte Tragödie erwiesen. Und auch jetzt, im Traum, war er wieder im Begriff gewesen einzuschlafen, als etwas Unerwartetes geschah: Die Darstellerin des Gretchen nahm auf einmal die Gestalt und das Gesicht von Fräulein Engel an. Und gleichzeitig verwandelte sich Mephisto in Francesco Alberoni, den Psychologieprofessor aus Mailand. Beide verließen die Szene, stiegen herab in den Zuschauerraum, holten Doktor de Witt von seinem Platz in der zweiundzwanzigsten Parkettreihe und führten ihn zum Souffleurkasten, auf dessen Erhöhung sie ihn niedersetzen ließen. Auf der Drehbühne wurde die Dekoration der Walpurgisnacht sichtbar, und der Chor der Hexen säuselte ihm ins Ohr:

Deine Ruh ist hin
Dein Herz ist schwer.
Du findest sie nimmer
Und nimmermehr!

Deine Ruh ist hin
Dein Herz ist schwer.
Du findest sie nimmer
Und nimmermehr.

Und während der Chor langsam verebbte, begannen Fräulein Engel und Professor Alberoni, leise auf ihn los zu monologisieren. Beide Monologe kamen ihm bekannt vor. Aber nicht aus der Deutschstunde in der Obersekunda, nein, das waren keine Texte von Goethe, die er da hörte, das waren Angebote, mit denen sowohl Fräulein Engel als auch Signore Alberoni ihn schon mal in die Zange genommen hatten.

»Ich habe mir gedacht«, hickste Gretchen-Engelchen leicht angeschickert, »zum Kaffee könnte ein kleiner Cognac nicht schaden! Leider war es der Rest, hicks! Ich werde nachher sofort eine neue Flasche besorgen, hicks-hicks! Ich muß heute sowieso noch in die Weinhandlung, hicks! Für die Familie! Brauchen Sie noch was, Herr Doktor, hicks?« Und dann setzte wieder der Hexenchor ein:

Deine Ruh ist hin
Dein Herz ist schwer.
Du findest sie nimmer
Und nimmermehr.

»Scusi Signore«, sagte nun Mephisto-Alberoni. »Un attimo. Bleiben Sie, wo Sie sind, junger Mann. Stürzen Sie sich nicht in ein Abenteuer, von dem Sie nicht wissen, ob es ein Netz gibt, das Sie auffängt, in das Abenteuer der Liebe.« Ein diabolisches Lachen zuckte durch sein grellgeschminktes Gesicht. »Ein zufriedener Mensch verliebt sich nicht! Er ist nicht bereit, die Alles-oder-Nichts-Regeln der Verliebtheit zu akzeptieren und alle Vernunft über Bord zu werfen!«

Deine Ruh ist hin
Dein Herz ist schwer.

»Brauchen Sie noch was, Herr Doktor? Zucker? Milch? Biskuitherzchen? Oder, hicks!, vielleicht doch lieber ein Täßchen Cognac? Kommen Sie mit in die Weinhandlung? Zu meiner Familie? Vater, hicks! Mutter, hicks! Schwester, hicks! Und vor allem der Bruder.«

Du findest sie nimmer
Und nimmermehr.

»Verliebtsein heißt gar nichts! Verliebtheit entsteht häufig gerade zwischen sehr unterschiedlichen Menschen, die dann leicht Schiffbruch erleiden, sobald sie versuchen, miteinander zu leben. Also Vorsicht! SOS!«

Deine Ruh ist hin
Dein Herz ist schwer.
Du findest sie nimmer
Und nimmermehr.

Am Plafond zogen jetzt gewaltige Wolken auf. Und der Sprechgesang des Chors schwoll an. Und Gretchen-Engelchen und Mephisto-Alberoni reihten sich ein in den tanzenden Chor und wechselten bei jedem Schritt ihr Gesicht: Gretchen-Engelchen-Gretchen ...
Mephisto-Alberoni-Mephisto.
Der Tanz wurde immer ekstatischer, der Chor immer dröhnender. Dann plötzlich Blitz, Donner und Halleluja, und oben am Plafond zerplatzte die gewaltigste der Wolken, und Professor Otto fiel vom Himmel, fiel von der allerprächtigsten weißen Wolke, die eben noch über der Bucht von San Francisco gestanden hatte. Ernst Eberhard Otto. In der Hand hielt er noch das Referat, das er soeben in der Washington Oakland University gehalten hatte. »Objektive Realitäten«, sein Lieblingsthema. »Erkennendes Handeln und Störungen des subjektiv intendierten Realitätsbezuges.« Jetzt warf er es weg, schmiß es in den Souffleurkasten, neben dem er gelandet war, und nahm sich seinen Protégé zur Brust: »Hören Sie zu, mein lieber de Witt!« sagte er. »Jetzt oder nie! Lassen Sie den natürlichen Kräften in Ihrem Unterbewußtsein freien Lauf. Unterdrücken Sie nicht länger Ihre Wünsche und Begabun-

gen. Erkennendes Handeln ist angesagt, junger Freund! Für das Wollen gibt es nur eins: das Tun! Erkennen Sie, Doktor de Witt! Handeln Sie!«

Mit diesen Worten des Professors gingen alle inneren Wahrnehmungen zauberisch verschwimmend in einen Regenbogen ein, der sich mit einer fast autoritären Imposanz schützend über Doktor de Witts Ängste spannte. Und am Fuße dieses Regenbogens entwickelte sich aus Violett, Lila, Gelb, Grün und Türkis ein leuchtender Violinschlüssel, und es ertönte eine ganz zarte Musik, die sich anhörte, als ob Regentropfen auf ein Xylophon fielen. Und die Regentropfen setzten sich ganz unauffällig zu der Melodie zusammen, nach der die Hexen vorhin im Chor gesungen hatten.

Deine Ruh ist hin
Dein Herz ist schwer.

Aber bevor Doktor de Witt dies registrieren konnte, wuchs aus dem Violinschlüssel das weise, gutmütige Gesicht von Sigmund Freud, der ihm freundlich zunickte und die Melodie mit einem einzigen Wimpernschlag zum Schweigen brachte. Und in seinem liebevollen Ernst sah der alte Freud so aus, wie sich der junge de Witt immer seinen Vater gewünscht hatte. »Also«, sagte der Vater der Psychoanalyse, »du weißt jetzt, was du zu tun hast. Es stimmt, was dein Professor dir eben gesagt hat. Otto hat recht. Ausnahmsweise.« Er zwinkerte ihm zu. »Mach's gut, mein Junge. Geh nochmal hin, und du wirst sehen!«

Als Bolli am Morgen die Praxis betrat, mußte Fräulein Engel keine Hellseherin sein, um erraten zu können, daß er keine sehr ruhige Nacht hinter sich hatte. Sein Gesicht sah aus, als ob einer drin geschlafen hätte. So viele Quetschfalten konnte nicht einmal ein falsch zusammengelegter Stadtplan erzeugen.

»Kaffee kommt sofort«, beschränkte sich Engelchen also auf das Wesentliche ihrer Begrüßung. »Eimerchen, okay?«

»Jaja«, sagte er abwesend und verschloß sich im Sprechzimmer, um gleich zum einhundertundzweiundvierzigsten Male an diesem Morgen Sybilles Nummer zu wählen. Herrgott nochmal, schlug sein Herz in der Brust verzweifelt stakkato, wo steckt denn bloß dieses Weib? Sybille, flehte er sie heimlich an, Liebling, melde dich doch!

Er hielt es allein nicht mehr aus, notierte ihre Nummer auf einem Zettel, rannte raus und gab Fräulein Engel die Order, unentwegt da anzurufen, bis die Teilnehmerin sich meldete. »Und stellen Sie doch endlich das verdammte Radio ab!« herrschte er sie ungerecht an, nur weil ihm heute früh nicht nach »O du fröhliche, o du selige, gnadenbringende Weihnachtszeit« war, von welcher der Tölzer Knabenchor soeben auf Welle Bayern I kündete. »Dieses verlogene Gedudel kann doch kein Mensch mehr ertragen!« rief er genervt. »Die Kunden kommen doch schon. Also bitte: Tür auf und Radio aus!«

Der erste Kunde dieses denkwürdigen Tages erschien mit einem sehr beliebten Weihnachtslied auf den Lippen: O du fröhliche, o du selige –«

Kriminalhauptmeister Maiwald war kaum wiederzuerkennen. Er wirkte, als habe er gerade eine Frischzellenkur hinter sich. Zudem hatte er sich von Kopf bis Fuß neu eingekleidet, so als käme er nicht aus dem vorweihnachtlichen Schneematsch, sondern von einer sonnigen Pfingsttour. Er trug einen abenteuerlich groß gewürfelten Zweireiher mit ockergelbem Grundton, ein fliederfarbenes Hemd und eine kühne roséfarbene Fliege. In diesem Aufzug machte er weiß Gott nicht den Eindruck eines depressiven Kriminalbeamten. Er wirkte eher wie ein unerschütterlicher Quizmaster aus der Gründerzeit deutscher Fernsehunterhaltung.

»Hallo Engelchen! Hallo Doktorchen!« tremolierte er und entblößte eine überraschende, allerdings schon etwas vergilbte Perlenkette von Zähnen.

»Nanu, Herr Kommissar«, wunderte sich Bolli. »So gute Laune heute?«

»Allerdings!« strahlte Maiwald. »Es gibt Tage im Leben, da hat man das Gefühl, man würd' auf einer Wolke schweben!«

»Wie schön, daß Sie damit gleich zu uns kommen«, erwiderte Engelchen gut gelaunt. »Obwohl Sie an sich ja gar keinen Termin haben.«

»Keine Sorge, ich bin gleich wieder weg. Ich wollte mich nur ganz schnell beim Herrn Doktor bedanken. Es ist mir wirklich ein Herzensbedürfnis.«

»Bedanken?« fragte Bolli verständnislos. »Wofür?«

»Pardon, aber das kann ich Ihnen nur unter vier Augen sagen«, machte Maiwald es spannend.

»Also gut, kommen Sie rein.« Bolli schob ihn vor sich in die Ordination und folgte ihm, nachdem er Fräulein Engel nochmals daran erinnerte, ihr Glück bei der besagten Telefonnummer zu versuchen. »Also Herr Kommissar, was kann ich für Sie tun?«

»Nichts«, versetzte Eugen Maiwald mit satter Befriedigung. »Gar nichts! Ich habe ihn.«

»Wie bitte?«

»Ich habe ihn gefaßt!« jauchzte der Polizeibeamte.

»Wen?«
»Den Weihnachtsmann von Hortie!«
»Gratuliere«, sagte Bolli zerstreut und freute sich, daß wenigstens einer an diesem Morgen seine Freude hatte, bis ihm, mit Spätzündung, plötzlich schockartig bewußt wurde, was dieser freudige Mensch da soeben gesagt hatte.
»*Wen* haben Sie gefaßt?«
»Den Weihnachtsmann von Hortie«, jubilierte Maiwald. »Gestern abend, kurz vor Ladenschluß!«
»Nein!«
»Doch! Sie hatten ja so recht, Doktorchen! Er ist tatsächlich zum Tatort zurückgekehrt! Ach, ich bin Ihnen ja so dankbar!«
Bolli war absolut sprachlos.
Maiwald hingegen, dem das Herz voll war, ging die Zunge nur so über: »Die Person leugnet zwar noch, daß sie der Gesuchte ist. Aber keine Angst, nicht mit Maiwald! Diesen Triumph laß' ich mir nicht nehmen. Diesmal ist zwar kein Geld geklaut worden, aber die Handschrift ist für mich eindeutig!«
»Was ist denn geklaut worden?«
»Dreierlei«, berichtete Maiwald. »In der Schmuckabteilung eine goldene Damenuhr, japanisches Fabrikat. Im Kinderparadies zwei blaue Schlümpfe und am Süßwarenstand ein Sack Marzipankartoffeln!«
Marzipankartoffeln ...
»Wer ist es?«
»Sie werden es nicht für möglich halten, aber es handelt sich um eine äußerst gutsituierte Persönlichkeit. Der Weihnachtsmann von Hortie hat offensichtlich nie aus wirtschaftlicher Not geklaut, sondern nur aus triebhafter Veranlagung.«

O Gott, Sybille! dachte Bolli erschüttert.
»Mehr darf ich Ihnen leider nicht sagen.« Maiwald sah zur Uhr und machte Anstalten, wieder aufzubrechen. »Berufsgeheimnis. Sie kennen das ja.«
»Aber mir können Sie's doch sagen!« drängte Bolli
»Tut mir leid.«
»Ich bin doch Ihr Arzt!«
»Sorry, aber der Fall ist einfach zu delikat. Solange der Täter nicht gestanden hat, sind mir die Hände gebunden. Aber ich bin felsenfest davon überzeugt, den richtigen Griff getan zu haben. Und das habe ich im Grunde nur Ihnen zu verdanken!«
Bolli sah aus wie eine Leiche.
»Aber Doktorchen«, registrierte Maiwald seine Veränderung. »Was ist denn mit Ihnen?«
»Nichts«, schluckte Felix der Unglückliche. »Heute ist nur nicht mein bester Tag.«
»Oh ja, das kenn' ich«, meinte Eugen Maiwald im Brustton leidvoll durchlittener Erfahrungen. »Es gibt Tage im Leben, da hat man das Gefühl, man möchte sich die Kugel geben.«
»Sie sagen es.«
Der euphorisierte Kriminalist betrachtete den Mann, dem er so viel zu verdanken hatte. »Sie gefallen mir aber gar nicht.«
Wie ein Häufchen Elend kauerte Bolli auf seinem Hocker.
»Kleiner Raptus melancholicus, was? Doktorchen, Sie sollten mal zum Arzt gehen.«
»Jaja.«
»Aber keine Bange, das geht vorüber. Gucken Sie mich an.«
»Jaja.«

»Nur Mut! Bis zur Hochzeit ist alles wieder gut! Tschuldigung, kleiner Scherz.«
»Jaja.«
»Bitte, seien Sie mir nicht böse, aber ich muß mich jetzt leider verabschieden. Ich muß zurück ins Präsidium.« In seinen wäßrig-blauen Augen glomm ein Hochgefühl, Marke Sternstunde. »Der Fall erfordert meine ganz persönliche Anwesenheit!«
»Viel Erfolg.« Bolli bemühte sich krampfhaft um Haltung.
»Mein Gott!« Maiwald bebte vor Befriedigung. »Wie lange habe ich darauf warten müssen. Aber jetzt ist meine Zeit gekommen! Und das hab ich alles nur Ihnen zu verdanken!« Er sah geradezu blödsinnig glücklich aus. So etwa mußte Don Quichotte beim Anblick der vorletzten Windmühle zumute gewesen sein. »Auf Wiedersehen, Doktorchen! Wiedersehen, Engelchen! Kriminalhauptmeister Maiwald als geheilt entlassen!« Aus dem Stand vollführte er einen überraschend elastischen Luftsprung und ballte die Faust wie Boris Becker beim Matchball. Und entschwand. Hinaus in die junge Welt, hinaus ins Leben, dieses wunderbare, phantastische, einzigartige Leben, das auch für ihn, Eugen Maiwald, noch was in seiner großen Wundertüte hatte! Und ihn nun spät, aber nicht zu spät einlud zum Abenteuer seiner Existenz!
O du fröhliche, o du selige! O Weihnachtsmann von HORTIE!

Wie festgewachsen kauerte Bolli noch immer auf seinem Hocker. Er sah geradezu erbärmlich unglücklich aus. So etwa mußte Napoleon Bonaparte auf dem Schlachtfeld vor Waterloo zumute gewesen sein.
»Entschuldigen Sie, Herr Doktor!« Fräulein Engel war ein-

getreten, ohne daß er es bemerkt hatte. »Aber unter Ihrer Nummer meldet sich niemand.«
Erst nachdem sie dies noch einmal wiederholt hatte, kam er wieder zu sich. »Danke, Fräulein Engel. Sie brauchen die Nummer nicht mehr länger zu wählen.«
»Können wir also vergessen.«
Vergessen? Plötzlich ging ein gewaltiger Ruck durch Bolli. Vergessen? Das könnte dem Schicksal so passen!
Was hieß denn hier überhaupt Schicksal. Zum Schicksal gehörten doch wohl zwei: das Schicksal und der, der's annimmt. Und so, wie die Dinge jetzt lagen, war er keineswegs bereit, es anzunehmen. Von wegen! Jetzt hatte das Schicksal die Rechnung ohne ihn gemacht. Aber bitte, er konnte seine Rechnung noch nachreichen! Noch war Sybille nicht verloren. Das könnte diesem Maiwald so passen, ihm seine ganze Zukunft zu vermasseln! Da hatte er die Rechnung ohne den Weihnachtsmann von HORTIE gemacht.
»Hören Sie, Fräulein Engel, ich muß weg!« entschied er. »Sagen Sie bitte bis heute nachmittag alle Termine ab!«
»Was ist denn passiert?« fragte sie verblüfft.
»Ein Notfall. Nun gehen Sie schon.« Er bugsierte sie unsanft aus dem Sprechzimmer. »Nehmen Sie Ihren Terminkalender und sagen Sie alles ab. Los, los!« Und dann suchte er in fieberhafter Eile alles zusammen, was er brauchte, um sich für diesen Notfall zu rüsten.

Doktor de Witt sah das Strahlen in ihren meißener-blauen Augen und wußte, daß Sigmund Freud recht hatte. Er mußte einfach noch mal herkommen und sie sehen, was immer jetzt auch auf ihn zukam. Er überreichte ihr seinen Strauß weißer Rosen und sah sich um. Die Luft schien rein zu sein.

»Mein Gott, sind das herrliche Rosen!« schwärmte Fräulein Engel. »Und ich hab' mich noch nicht einmal für die letzten bedankt!«
»Aber das macht doch nichts«, versicherte der Doktor. »Hauptsache, sie haben Ihnen gefallen.«
»Und wie! Bitte, setzen Sie sich doch! Ich stelle nur schnell die Blumen ins Wasser.«
»Störe ich auch nicht?«
»Aber ganz im Gegenteil!« Sie kam mit einer Glasvase zurück, stellte sie auf den Acryltisch und setzte sich zu ihm auf das Besuchersofa. »Ich liebe weiße Rosen! Sie sind meine Lieblingsblumen.«
»Das freut mich«, lächelte er. Und lächelte. Und lächelte und wußte wieder nicht, wohin mit seinem Lächeln. Die Luft schien für sein Sekundanersyndrom doch ein bißchen zu rein zu sein.
»Nochmals vielen herzlichen Dank!« Auch Fräulein Engel wußte nicht so recht, was sie sagen sollte. So ein Sekundanersyndrom konnte ansteckend sein.
»Ob wir wohl diesmal –« Endlich faßte er sich ein Herz.
»Ja?« hing sie an seinen Lippen.
»– ob wir wohl diesmal weiße Weihnachten bekommen?« Aus war's mit dem Herzen.
»Schön wär's« seufzte sie.
»Jaja, letztes Jahr hatten wir ja auch keine.«
»Leider.«
»Dafür hatten wir aber weiße Ostern«, fiel ihm ein.
Sie sah ihn erschrocken von der Seite an. Sie kam wohl nicht weiter umhin, ihn als den sehen zu müssen, der er wohl war. »Ihr Bruder ist leider nicht da«, zwang sie sich zu einem sachlicheren Ton und nahm schweren Herzens Abschied von einer schönen Illusion.

»Wie bitte?«
»Er mußte ganz dringend weg«, gab sie Auskunft. »Ein Notfall.«
»Interessant«, meinte er höflich.
»Ja. Mehr weiß ich leider auch nicht.«
Merkwürdiges Mädchen, dachte Doktor de Witt. Wenn sie schon ein paar Gläschen intus hatte, ansehen konnte man ihr überhaupt nichts.
»Verzeihung«, fragte er sanft, »von wem sprechen Sie?«
»Na, von Doktor de Witt!«
»Aber ich bin doch hier!«
Armer Mensch, dachte er. Aber keine Angst, ich bin jetzt bei dir.
»Jaja, Sie schon«, artikulierte sie mühsam.
»Wer denn sonst?«
»Na, Ihr Bruder.«
»Welcher Bruder?« Armer Mensch, dachte sie. Aber keine Angst, ich bin jetzt bei dir. »Aber Sie sind doch der Bruder von Doktor de Witt«, erklärte sie ihm geduldig.
»Pardon«, erwiderte er, ebenso geduldig. »*Ich* bin Doktor de Witt!«
Sie sahen sich an – der vermeintliche Schizophrenicus und die angebliche Alkoholikerin. Und längere Zeit sprachen jetzt nur noch ihre Augen miteinander. Und wieder spürte er diese innere Gänsehaut. Wieder brannte ihr Anblick eine glühende Spur in ihn hinein durch die Augen hindurch, den Hals hinunter und ganz tief ins Innere hinein. Wieder taumelte alles in ihm, und er hielt sich nur an ihren wunderschönen porzellanblauen Augen fest. Aber diesmal würde er sie nicht mehr loslassen. Nicht nur nicht im Traum. Wenn sie es zuließe, würde er bei ihr bleiben, solange sie es wollen würde. Und diese Klarheit, die er aus

ihrem Anblick gewann, legte sich wie ein Schutzschild um ihn und gab ihm die Sicherheit, um sich endlich aus der Larve seines Sekundanersyndroms zu befreien.
»Nun mal langsam, Fräulein Engel.« Ganz ruhig nahm er ihre Hand. »Von wem sprechen Sie?«
»Ich spreche von –« Irritiert enzog sie ihm ihre Hand und erhob sich. »Ich darf ja gar nicht mit Ihnen sprechen.«
»Wer hat das gesagt?«
»Ihr Bruder.«
»Fräulein Engel!« Er erhob sich nun auch. »Ich habe keinen Bruder.«
»Aber«, beherrschte sie sich mühsam. »Wer ist dann er?«
»Wer?« Sie deutete zum Behandlungszimmer. »Der Vertreter vom Professor?«
»Das ist Doktor Bollmann«, erklärte er ruhig.
»Doktor Bollmann?« Ihre Augen standen plötzlich in Flammen. »Mir hat er gesagt, er wäre Doktor de Witt und Sie wären sein Bruder.«
Das ist ja interessant, dachte Doktor de Witt. »Er hat Ihnen wirklich gesagt, ich wäre sein Bruder?«
Sie nickte unglücklich.
»Warum sagt er das?« fragte sich Doktor de Witt laut. »Ich bin ein Kollege von ihm.«
»Was für ein Kollege?« Sie hatte das Gefühl, daß die Praxis ganz langsam anfing, sich um sie herum zu drehen.
»Passen Sie auf«, sagte er. »Ich sollte die Vertretung für Professor Otto übernehmen. Aber dann hat er sich anscheinend für Bollmann entschieden.«
»Aber das hätte er mir doch sagen müssen! Den Namen Bollmann höre ich jetzt zum ersten Mal.«
Irgendwas stimmte hier nicht. Doktor de Witt strich mechanisch mit den Händen an seinen Hosennähten entlang,

eine Geste, die sich seit seiner Jungenzeit immer dann bei ihm einstellte, wenn etwas sehr Entscheidendes zu klären war. Aber genaue Klärung konnte hier nur einer schaffen. Plötzlich jedoch hatte er eine Ahnung, was hier alles nicht stimmen konnte. »Fräulein Engel! Gucken Sie mich mal an!«

»Ja?«

Er versuchte, sie so objektiv ins Visier zu nehmen, wie es ihm möglich war. »Eine Frage, aber, bitte, nicht böse sein!«

»Ja?«

Er trat ganz dicht an sie heran. »Trinken Sie?«

»Wie bitte?«

»Sind Sie zufällig Alkoholikerin?« fragte er, allen Ernstes.

»*Wie* bitte?« Sie wirkte auf eine so konsternierte Weise ernüchtert, wie er es keinesfalls anders erwartet hatte.

»Und Ihre Familie?« insistierte er. »Alles Trinker?«

Sie machte abrupt auf dem Absatz kehrt. »Wer sagt das?«

»Doktor Bollmann.«

»Das hat er gesagt?!« fragte sie ihn.

»Die ganze Familie«, nickte de Witt. »Alles Trinker. Vater, Mutter, Schwester und vor allem der Bruder.«

Jetzt langte es ihr. »Hören Sie endlich auf!« fauchte sei ungehalten. »Ich habe gar keinen Bruder.«

»Ach sieh an«, grinste er. »Sie auch nicht.«

Sie sah so unbeschreiblich niedlich aus in ihrer diffusen Empörung.

»Wenn Sie Alkoholikerin sind«, sagte er leise, »dann bin ich verrückt.«

Das war zuviel für ihre überreizten Nerven. Der Tropfen, der das Faß ihrer Selbstbeherrschung zum Überlaufen brachte. Sie lachte los. Ein Lachen wie ein Dammbruch, sinnliche Urbefreiung, ein Ereignis hysterischer Heiterkeit.

»Aber Fräulein Engel!« erschrak Doktor de Witt. »Was haben Sie denn? Warum lachen Sie denn so?«

»Verrückt!« prustete sie. Es war wirklich zu verrückt. »Genau das hat er von Ihnen behauptet!«

»Was?«

»Daß Sie verrückt sind!« lachte sie immer weiter, immer hysterischer.

»Und?« wartete er ab, »glauben Sie das?«

Ihr Lachen erstarb, sobald die Frage sie wirklich erreichte. Sich über diese Frage klarzuwerden, hieß, sich über die ganze Situation klarzuwerden. »Nein«, sagte sie beklommen. »Ich glaube nicht.«

»Fräulein Engel –«

»O Gott«, wurde ihr bewußt, »was hab' ich da bloß alles angestellt, wie bring' ich das bloß Professor Otto bei.« Sehr verletzlich wirkte sie jetzt. Sehr schutzbedürftig. Sehr liebenswert.

»Ich bin ja bei Ihnen«, versicherte Doktor de Witt. »Gefallene Engel müssen zusammenhalten ...«

Sie standen sich gegenüber und sahen sich an. Zwei Magnetfelder, die nur noch durch einen ganz filigranen Schleier abgegrenzt waren. Und spätestens der nächste Augen-Blick würde diesen Schleier zerreißen und beide Magnetströme aufeinander loslassen.

Dieses Blau! Das tut ja richtig weh, dieses Blau! So schön. Professor Otto konnte sich nicht vorstellen, daß er sich am Himmel über der Bucht von San Francisco jemals würde satt sehen können.

Er hob sein Glas und prostete seinem Freund Klaus zu, dem er sein Touristenglück zu verdanken hatte, dieses Gefühl der Leichtigkeit und Lebendigkeit, das glückliche Bewußtsein seiner Da-Seins-Freude.
Sie saßen auf der Terrasse des Strandrestaurants von »Half-Moon-Bay«, einer kleinen Seitenbucht von Santa Cruz, lächerliche zwanzig Autominuten von der Reppertschen Villa entfernt, und tranken köstlichen kalifornischen Weißwein.
»Ich habe mich lange nicht mehr so rundum wohl gefühlt«, sagte Ernst Eberhard Otto mit tief empfundener Dankbarkeit, »wie hier.« Er starrte in die Wellen des Pazifik, die dieses Kompliment mit prächtigen Schaumkronen adelten.
»Komm halt wieder«, bot sein alter Studienkamerad ihm an, »wann immer du willst, beziehungsweise, wann immer du dir in München entbehrlich vorkommst.«
»Also mit der Unentbehrlichkeit sollte man sich keine allzu große Illusionen machen«, sagte der Gast aus Bayern. »Ich hab' da vorhin etwas ganz Interessantes gelesen.«
Aus dem Wust von deutschen Zeitungen, die er sich als Urlaubslektüre mit an den Strand genommen hatte, suchte er ein bestimmtes Blatt heraus. Und als er die dpa-Meldung aus den »Stuttgarter Nachrichten« wiedergefunden hatte, las er sie seinem Freund mit gelinder Schadenfreude vor:

> *Aber Herr Doktor!*
> (dpa) Er schöpfte sein Wissen aus 25 medizinischen Büchern der Lübecker Stadtbücherei und nannte sich »Dr. med. Dr. psych. Elliot Tingleff«.
> Mehrere Monate lang hatte ein 48jähriger Mann als angeblicher Psychologe in Lübeck »praktiziert«.
> Am Montag wurde er, der derzeit in einer Psychia-

trischen Klinik behandelt wird, von einem Schöffengericht der Hansestadt wegen Titelanmaßung in Tateinheit mit Urkundenfälschung zu vier Monaten Freiheitsstrafe auf Bewährung verurteilt.

»Kompliment«, grinste Professor von Reppert. »Wer von uns kann von sich schon behaupten, daß man mal mehrere Monate erfolgreich praktizieren kann.«
»Je länger ich mir unsere Branche so betrachte«, meinte Otto, »desto mehr bin ich tatsächlich geneigt, dem guten Karl Kraus recht zu geben: Die Psychotherapie ist vielleicht wirklich die Geisteskrankheit, für deren Therapie sie sich hält.«
Wie zur Bestätigung donnerte der Ozean seine Brandung gegen den Strand. Haushohe Wellenwände, die in weißen Gischtfontänen explodierten und eine imponierende Lektion in Sachen Naturereignis demonstrierten.
»Kannst du dich an Albert erinnern?« fragte Klaus. »Albert Ellis, der neulich bei uns zum Lunch war, der dünne Drahtige mit dem verrückten Hut?«
»Der Workshop-Theoretiker mit der kleinen blonden Frau?«
»Genau der. Er hat sich bei uns einen gewissen Namen gemacht als Begründer der sogenannten ›Rational-Emotionen-Therapie‹.« Er goß Wein nach. »Er vertritt ganz ernsthaft die Theorie, daß alle Menschen verrückt sind. Das ist seine allererste Prämisse. Nicht nur einige sind bekloppt, sondern alle. Weil das einfach menschlich wäre. Punktum. Und dafür gäbe es keine besonderen Gründe.«
»Jedem das Seine.«
»Na, paß auf! Wenn man sich nun so bescheuert anstellt wie die Psychoanalytiker, behauptet er, dann sucht man

natürlich nach bestimmten Ursachen. Aber das wäre dann deren eigene Verrücktheit. Daß sie denken, man sei verrückt!«

»Bravo!«

»Er redet seinen Leuten ein, daß sie alle geborene Magier seien mit dem Talent, sich selber unzufrieden zu machen, weil sie dauernd nach Gründen suchen für das, was sie tun. Und von dieser Magie will er sie heilen. Indem er ihnen ein natürliches Verhältnis zur Verrücktheit predigt, verspricht er ihnen ein völlig neues Selbstverständnis: die Verwirklichung des Geburtsrechts auf eine ganz gesunde Verrücktheit!«

»Na, dann Prost!« Professor Otto genoß den Wein und die Brandung, und alles andere war ihm jetzt eigentlich ziemlich schnuppe. Im Grunde ging es den Ärzten doch wie den Nachtwächtern, sie kannten vielleicht die Straßen ihres Bezirkes, aber was im Innern der Häuser tatsächlich vorging, das konnte man nie genau wissen, sondern immer nur vermuten.

Warum war es so schwer geworden, den Menschen zu helfen? Warum wurde es immer schwerer? dachte er.

Weil die Menschen nicht mehr zufrieden waren mit den alten überlieferten Wertvorstellungen wie »Liebe deinen Nächsten wie dich selbst«? Weil keiner mehr den Nächsten liebhaben konnte? Weil er mit sich selber viel zu viel zu tun hatte? Weil sich kaum noch einer selber liebhaben konnte? Weil jede Art von Selbstfindung und Orientierung im gegenwärtigen Chaos so schwer zu leben war? Weil die Leute allesamt falsch beeinflußt wurden? Weil jeder heutzutage sein Unwesen treiben konnte? Egal, ob sie Dr. Elliot Tingleff oder Professor Albert Ellis hießen.

Wie sollte, wie könnte der vernünftige Neuanfang einer

psychologischen Renaissance in unseren neunziger Jahren denn eigentlich aussehen? Es konnte doch nicht damit getan sein, die psychische Misere der Gegenwart einfach nur in Schlagwortschubladen zu lagern, A wie Aggression und E wie Entfremdung und Existenzangst, oder in gelehrten Büchern in den Silos der Bibliotheken abzuhandeln ohne ganz pragmatisch dagegen etwas zu unternehmen!

Ernst Eberhard Otto spürte oft, daß er in seinen Bemühungen immer mehr in eine passive Beobachterrolle hineingeriet. Aber hier unter dem ständig Signale setzenden Lichtblau des kalifornischen Himmels, sagte er sich, daß man in all den psychischen Konfliktsituationen, die einem in der Praxis begegneten, viel zu wenig auf die Heilkraft der schöpferischen Lebensfreude setzte. Freud hin, Freud her. Freude machen, mit-menschlich sein, zuhören können, die Leute reden lassen und ihnen nichts einreden. Nicht klug sein wollen, sondern lebensklug. Nicht nur Verstand, sondern Menschenverstand! Vielleicht war das das Geheimnis von jenem dubiosen »Dr. Elliot Tingleff«, wer weiß.

Seine Gedanken verloren sich in den Schaumstrudeln des Ozeans, und seine Augen wanderten den weißen Zuckersandstrand entlang, wo zwei Jugendmannschaften American Football spielten. Dieser für jeden Europäer doch sehr exotische Sport mit dem seltsamen zwetschgensteinförmigen Leder faszinierte ihn jetzt viel mehr als alle seine Erkenntnisse zum Thema »Objektive Realitäten. Erkennendes Handeln und Störungen des subjektiv intendierten Realitätsbezuges«.

Wenn er so darüber nachdachte, dann schienen ihm seine gesammelten Realitäten und Objektivitäten weniger der Anlaß als vielmehr das Alibi seiner kalifornischen Reinkarnation zu sein. Jedenfalls versuchte er, sämtliche graue

Theorien seines Jobs jetzt so weit wegzuwerfen wie die Beach Boys da unten ihren American Football, den sie beim Abwurf noch in eine solche Drehbewegung versetzten, daß er wie ein Geschoß aus einem gezogenen Lauf sich während des Flugs um sich selber drehte und so ganz ruhig flog – immer dem Mannschaftskameraden genau in die Hände.

Sein Blick schwenkte zur Flutkante, wo im Gegenlicht zwei schlanke Frauengestalten mit elastischen Schritten herankamen. Otto spielte mit der Empfindung, die beiden wie mit einem Kamerazoom langsam nahe an sich heranzuholen. Erst als sie ihre Namen riefen, merkte er, daß er mit offenen Augen geträumt hatte.

»Na endlich!« sagte Klaus und winkte seiner Frau und seiner Tochter zu. »Wir sterben vor Hunger«, rief er. »Lange hätten wir mit der Bestellung nicht mehr gewartet.«

»Tut mir leid«, entgegnete seine Tochter. »Aber als kleine Schülerin kann ich leider nicht so oft blaumachen wie die großen Professoren.«

»Wer nicht arbeitet, muß wenigstens gut essen«, verteidigte Otto sich und seinen Freund und hielt ihnen die Speisekarte entgegen.

»Das war sehr klug von dir, daß du auf uns gewartet hast«, sagte Susanne von Reppert zu ihrem Mann. »Ich habe mir erlaubt, dir deine Brieftasche mitzubringen. Und für dich, lieber Ernst Eberhard, war ein Gespräch aus München. Dein Praxisvertreter bittet dringend um Rückruf, da ist wohl irgendwas.«

»Da bin ich wieder!« sagte der Weihnachtsmann von HORTIE. »War was?«

In den Händen hatte er seine alte Lieblingstasche.
»Herr Doktor de Witt!« empfing ihn Fräulein Engel. »Wenn ich das vorhin richtig verstanden habe, dann soll ich Kommissar Maiwald aus der Kartei streichen, stimmt's?«
»Als geheilt entlassen«, bestätigte Bolli und hatte es eilig, in sein Zimmer zu kommen. »Genau wie Frau Carrera.«
Fräulein Engel strich sich eine Strähne aus der Stirn. »Sie sind ein erstaunlicher Mann.«
»Jaja«, meinte er. »Manchmal staun' ich selber.«
»Frau Carrera als geheilt entlassen, Herr Maiwald als geheilt entlassen«, konstatierte Engelchen mit einem Ton, der ihm neu an ihr vorkam. Aber was kam ihm in diesen Tagen nicht alles neu vor.
»Apropos«, ergänzte er. »Appelhans können Sie auch aus der Kartei streichen.«
»Auch als geheilt entlassen?«
»Das kann man wohl sagen. Um den brauchen wir uns keine Sorgen mehr zu machen.«
»Aha«, sagte sie wieder mit dieser seltsamen Betonung. »Dann hätten wir ja eigentlich nur noch ein Problem.«
»Welches Problem?«
»Ihren Bruder.«
»Ach der!« Bolli hatte wirklich andere Probleme. »Über den würde ich mir an Ihrer Stelle keine Gedanken mehr machen. Der kommt nicht mehr.« Und damit wandte er sich ab, um endlich zu sich zu kommen.
»Einen Moment noch, Herr Doktor de Witt!« Und mit theatralischer Geste gab sie das Zeichen zur Gegenüberstellung, zum großen Show-down.
Doktor de Witt, der hinten nur darauf gewartet hatte, setzte sich in Bewegung und wurde von der Türklingel ge-

stoppt. Er hörte, wie Fräulein Engel eine Patientin begrüßte und hielt es für angebrachter, sich erst dann zu erkennen zu geben, wenn die Patientin wieder gegangen war. Zusammen mit Fräulein Engel in der gemütlichen kleinen Teeküche würde er die Zeit schon noch abwarten können.

»Nein!« Bolli konnte nicht glauben, was er sah. Die soeben eingetroffene Patientin war niemand anders als Sybille. »Ich denke, du sitzt!«

»Wenn du mir einen Platz anbietest.« Ihr Strahlen war einfach zu viel. Er mußte wegschauen.

»Aber Maiwald hat mir doch erzählt –«

»Wer ist Maiwald?« Sie runzelte die Stirn. »Warum bist du denn so nervös?«

»Na, du bist gut.« Sollte er etwa nicht nervös sein? »Er hat gesagt: Eine äußerst gutsituierte Persönlichkeit, eine stinkreiche Person!«

»Was für eine Person?«

Er betrachtete sie wie paralysiert. Was für eine Person! dachte er. Und seine Emotionen schwappten zwischen Scylla und Charybdis, im Wechselbad seiner Liebe und der Angst um seine Liebe. »Und die Damenuhr? Und die Marzipankartoffeln? Und die blauen Schlümpfe?«

»Was für Schlümpfe?« Langsam verlor sie ihr Strahlen und ihre Geduld. Und in dem Maße, in dem sie beides verlor, gewannen ihre Pupillen wieder jene großen und dunklen Dimensionen, die Bolli inzwischen zu werten wußte.

Endlich begriff er. Das heißt, endlich hoffte er, begreifen zu dürfen. »Du warst also gar nicht bei HORTIE?«

»Ich war draußen am See. Ich bin im Maisinger Moor spazieren gegangen und habe über uns nachgedacht.«

O Gott, dachte Bolli. Dann sitzt ja ein anderer! Dann halten sie jetzt einen wildfremden Menschen für den Weihnachtsmann von HORTIE! »Ich Idiot!« Er schlug sich hart mit der flachen Hand gegen die Stirn. »Und ich habe gedacht, sie hätten dich geschnappt! Und deshalb hab' ich eben selbst noch einmal zugeschlagen.«

»Zugeschlagen?« Sybille verstand kein Wort. »Wie zugeschlagen?«

»Mein Gott, Sybille!« Er sank erschlagen auf das Fußende der weißen Couch. »Ich habe soeben bei HORTIE in der Leopoldstraße einunddreißigtausend Mark geklaut.«

»Was hast du gemacht? Du hast einunddreißigtausend Mark geklaut?«

»Ja. Um der Polizei zu beweisen, daß du nicht der Weihnachtsmann von HORTIE sein kannst.«

Er starrte an ihr vorbei in eine düstere Leere.

»Entschuldige bitte.« Sie machte sich ernste Sorgen um ihn. »Was habe denn ich mit dem Weihnachtsmann von HORTIE zu tun?«

»Das ist eine gute Frage.« Was konnte er ihr darauf sagen? Was sollte er ihr sagen?

»Was ist mit dem Weihnachtsmann von HORTIE?« Sie suchte seinen Blick, bis er nicht mehr umhin konnte, sie anzusehen. Und da wußte er, daß das, was er ihr jetzt sagen sollte, nur noch die Wahrheit sein konnte. Auch wenn sie sie nicht glauben würde. Vorher aber wollte er noch die Wahrheit von ihr hören. »Sybille?«

»Ja?«

»Liebst du mich?«

Sie setzte sich zu ihm auf die Couch und nahm seine Hände. »Ja. Ich liebe dich. Und ich muß dich um Entschuldigung bitten. Ich bin stundenlang im Moor spazieren gegangen, und dabei hab' ich dich die ganze Zeit vor Augen gehabt. Ich bin sicher, daß ich dir gestern hier in der Praxis unrecht getan habe. Du mußt wissen, ich bin schon immer ein heillos eifersüchtiges Geschöpf gewesen. Wahrscheinlich liegt das nur an dem blöden Skorpion in meinem Aszendenten. Jedenfalls, als ich dich da gestern in dieser Situation gesehen habe, die du mir bestimmt erklären kannst, das weiß ich, aber naja, da bin ich eben ausgerastet. Ich hab' mich richtig krank gefühlt. Ich hab' die ganze Nacht kein Auge zugetan, weil ich so unglücklich war.«

»Aber«, lächelte sie, »die Nacht davor hab' ich auch die ganze Nacht kein Auge schließen können, weil ich so glücklich war.«

Sie schmiegte sich an ihn, fühlte sich leicht und geborgen und war fast gerührt von der Erinnerung an ihre hysterische Reaktion von gestern. Nun hatten sie also auch ihren ersten Streit gehabt, sagte sie sich, ihr ganzes kurzes gemeinsames Glück aufzählend. Auch das war jetzt zwischen ihnen gewesen. »Eifersucht ist sicher nicht unbedingt ein Zeichen von Liebe«, fügte sie noch hinzu. »Aber Liebe ohne Eifersucht kann's wohl auch nicht geben. Oder?«

Er küßte sie leicht auf die Stirn. »Wart's mal ab, was ich dir in dieser Beziehung noch alles zu bieten habe.«

»Ich kann's gar nicht erwarten. Jedenfalls glaube ich einfach nicht, daß du mich belügen würdest. Das würdest du nicht tun, das weiß ich ganz genau. Du machst so was nicht.«

»Nein«, bestätigte er. »So was mache ich nicht, ich mache viel Schlimmeres.«

»So siehst du aus.«

»Sybille, wenn du wüßtest, was ich alles gemacht habe, dann würdest du gleich wieder ins Moor gehen.«

»Wegen der einunddreißigtausend Mark?« Sie fuhr ihm zärtlich über die Haare. »Nur weil du mich beschämt hast?«
Er holte tief Luft. »Es sind nicht nur die einunddreißigtausend Mark«, sagte er, kam aber einfach nicht los aus dem optimistischen Gesichtsfeld ihrer verständnisvollen Liebe. »Es sind, es ist –« Nein, zwang er sich. Keine Tricks mehr. Die Wahrheit! »Hör' zu Sybille, ich bin –«
»Ja?«
»Ich bin der Weihnachtsmann von HORTIE!«
Er war erstaunt, wie schlicht und einfach man die Wahrheit sagen konnte.
Aber offenbar gibt es nichts Komischeres als die Wahrheit. Sybille brach in eine fast wolkenbruchartige Heiterkeit aus. »Das ist kein schlechter Witz!« lachte sie. »Doktor Seltsam oder wie ich lernte, den Weihnachtsmann zu lieben!«
»Du glaubst mir nicht?« Er erhob sich, ging zum Medikamentenschrank und öffnete ihn mit einem Schlüssel, den er sich hatte anfertigen lassen. Und nacheinander präsentierte er ihr nun seinen Wendemantel, den Bart und die Beute in der alten Lederbügeltasche, die ihre Beziehung besiegelt hatte. »Voilà! HORTIE Ingolstadt: 78000 Mark. HORTIE in Altötting: 42000 Mark. HORTIE am Hauptbahnhof: 93000 Mark. Und hier die 31000 Mark von eben. Und hier ist der Mantel, und hier ist der Bart, und der Bart ist ab! Glaubst du mir jetzt? Ja, jetzt glaubst du mir. Jetzt können wir gemeinsam ins Moor gehen.«
So, dachte er erleichtert, nun ist es raus. Nun bist du dran. Sag', was immer du willst, ich bin auf alles gefaßt. Aber sag' was!
»Hast du mal Feuer?«, sagte sie.

»Pardon?« Darauf war er nicht gefaßt.
»Hast du mal Feuer?« Sie nahm sich in aller Seelenruhe eine Zigarette aus ihrem Silberetui.
»Moment.« Er suchte verdattert in seinen Taschen, fand nichts, verließ kurz das Sprechzimmer. »Fräulein Engel, könnten Sie mir bitte mal Feuer geben?«
Sie kam sofort. Ohne Streichhölzer. Aber mit Doktor de Witt.
»Darf ich Ihnen vielleicht Feuer geben, Bruderherz?!«
Auch darauf war Bolli nicht gefaßt. Jetzt kam alles ein bißchen dicke für ihn.
»Da staunen Sie, was Herr Bollmann?« nagelte Engelchen ihn fest. »Warum geben Sie sich als Doktor de Witt aus?«
»Warum haben Sie sich hier eingeschlichen?« fragte der wahre de Witt. »Was spielen Sie hier eigentlich für eine Komödie?«
»Das ist eine gute Frage«, preßte Bolli mühsam heraus.
»Sogar vier gute Fragen«, konstatierte Doktor de Witt. »Und jetzt möchte ich wenigstens eine gute Antwort hören! Die Wahrheit!«
»Die Wahrheit«, echote Bolli und ließ diesen für ihn so exotischen Begriff skeptisch im Raum stehen. Schon wieder die Wahrheit?
»Also?« drängte de Witt. »Oder muß ich die Polizei rufen?«
»Na los, sag's ihnen doch!« In der angelehnten Tür des Sprechzimmers erschien Sybille Bast und lächelte wie die Sphinx, nur noch viel sphinxiger. »Aber vergiß' nicht zu erwähnen, daß das Ganze meine Idee war.«
Drei Augenpare flogen zu ihr herum.
»Soll das heißen«, versuchte Fräulein Engel zu begreifen, »daß Sie mit ihm unter einer Decke stecken?«

»Gewissermaßen«, sagte Frau Bast sybillinisch. »Sozusagen eine Coproduktion. Mein lieder Freund Herr Bollmann ist tatsächlich kein Psychotherapeut –«

»Sondern?«

»Sondern Journalist!«

Journalist? Bolli wußte nicht, wie ihm geschah.

»Fachjournalist«, präzisierte sie. »Ich meine, er ist ein Spezialist in seinem Fach.« Sie drehte sich so weit ins Profil, daß ihre Augen nur Bolli trafen und ihm blitzschnell zu verstehen gaben: Keine Angst, Liebling, ich bin ja auch noch da. »Und sein Fach ist: Der gefährdete Mensch. Deshalb ist er hier.«

Ganz locker und leicht ging ihr über die Lippen, was sie sich als Entlastungszeugin ausgedacht hatte, nachdem sie durch die offene Tür mitbekommen hatte, in welcher Falle ihr Geliebter plötzlich saß. Aber wozu war man denn zu zweit! Solange es auf der Welt noch Menschen gab, bestand das Geheimnis einer glücklichen Zweisamkeit doch wohl in der Ergänzung! –

»Mein Freund Bollmann«, ergänzte sie, »arbeitet an einem Report über moderne Psychotherapie. Und was lag da näher, als dort zu recherchieren, wo seine Freundin in Behandlung ist? Ich meine, um den richtigen Durchblick zu bekommen, muß man sich schon was einfallen lassen.«

Du läßt dir wirklich was einfallen! dachte Bolli. Er war völlig überwältigt, überrascht, gerührt. Und sehr, sehr verliebt. Langsam hatte er seine Fassung wiedergefunden. Zumindest so weit, daß er den von ihr ausgelegten Faden nun genüßlich weiterspinnen konnte.

»Tja, Engelchen«, räusperte er sich frei, »jetzt sind Sie es wieder, die staunen, was? Aber das Leben ist nun mal immer mal wieder eine so überraschende Angelegenheit,

daß man aus dem Staunen eigentlich nie ganz herauskommt.« Er zwinkerte Sybille zu. »Sie haben gehört, was Frau Bast gesagt hat. Und das ist der letzte Stand der Wahrheit, dem ist nicht viel hinzuzufügen. Höchstens noch, daß ich tatsächlich mal Arzt werden wollte, allerdings kein Humanmediziner, sondern Tierarzt.«
»Aber«, ereiferte sich Doktor de Witt, »das ist doch noch lange kein Grund, sich hier unter falschem Namen einzuschleichen und hier einfach drauflos zu therapieren!«
»Aber es ging doch alles ganz prima!« sagte Bolli die entwaffnende Wahrheit. »Ich hab' mir einfach nur immer gesagt: So 'n Mensch ist schließlich auch nur 'n Tier. Und außerdem, lieber Doktor: Sie sollten doch eigentlich am besten wissen, nirgendwo sonst liegen Wissenschaft und Scharlatanerie so nahe beieinander wie gerade in der Psychotherapie.«
Doktor de Witt senkte den Kopf.
»Und dann«, fuhr Bolli fort, »was heißt denn hier eingeschlichen! Liebes Fräulein Engel, Sie haben mich doch hier mit offenen Armen empfangen! Ich habe nicht ein einziges Mal gesagt, ich sei Doktor de Witt, stimmt's? Ich bin doch zu meinem Doktor de Witt gekommen wie die Jungfrau zum Kind.« Noch einmal wandte er sich an de Witt: »Und Sie waren doch wohl sehr froh und dankbar, daß Sie für Ihre Vertretung eine Vertretung hatten, oder etwa nicht?« Doktor de Witt senkte den Kopf noch eine Spur tiefer. »Und was ist denn schon passiert?« trumpfte Bolli auf: »Gar nichts! Im Gegenteil: Drei Patienten als geheilt entlassen!«
»Und was ist mit mir?« machte Sybille wieder auf sich aufmerksam.
»Sogar vier!« zog Bolli das verblüffende Fazit. »Vier glückliche Seelen!« Von sich selber ganz zu schweigen.

»Und was ist denn mit Ihnen, lieber Doktor?« Er faßte de Witt augenzwinkernd ins Visier. »Warum gucken Sie eigentlich so unglücklich? Und Sie, Engelchen? Hat er Ihnen etwa immer noch nicht gesagt, daß er Sie unsterblich liebt?«
Die beiden tauschten einen Blick, für den die Bezeichnung »peinlich berührt« etwas untertrieben sein dürfte. Aber Engelchen konnte sich ihre heimliche Bewunderung für diesen erstaunlichen Mann nicht verhehlen.
»Was ist Ihr Geheimnis?« hätte sie zu gern gewußt.
»Wenn ich's Ihnen sagen würde«, grinste Bolli, »wär's ja kein Geheimnis mehr.«
Eine Frage aber blieb.
»Und was ist mit Professor Otto?«

Ernst Eberhard Otto hielt mit nervös gerunzelter Stirn den Telefonhörer am Ohr. Was ist denn das bloß für ein Saftladen! dachte er. Warum geht denn da keiner ran? Mit penetranter Präzision ertönte das Freizeichen über den großen Teich. Im sommerlich illuminierten Garten warteten seine Freunde auf ihn mit dem Barbecue.
Endlich knackte es in der Leitung.
»Hallo!« rief Otto ungeduldig in die Muschel. »Hallo, Engelchen? Ach, Sie sind's, Doktor! Wie geht's, wie steht's? Sie hatten hier angerufen, irgendwelche Probleme?«
»Probleme?« wiederholte de Witt am anderen Ende. »Äh, ich verstehe Sie so schlecht, Herr Professor.«
Professor Otto schüttelte kurz die Membrane. »Komisch, ich verstehe Sie sehr gut.«
»Ja, äh ...«, druckste sein Vertreter in München herum. »Also wir haben hier tatsächich ein kleines Problemchen, wie soll ich sagen –«

»Sagen Sie's!«
»Wir haben hier einen Journalisten am Hals, der über uns berichten will.«
»Was?«
»Eine Art Psychoreport, wenn Sie so wollen.«
»Will ich auf keinen Fall«, entschied der Chef kategorisch. »Das könnte uns so passen.« Er kniff ärgerlich die Augen zusammen. Hier am Pazifik, in der Half-Moon-Bay bei kalifornischem Weißwein, konnte man sich über den Psychosarkasmus von Karl Kraus und Albert Ellis köstlich amüsieren. Aber derartige Quintessenzen zu Hause von irgend so einem Westentaschen-Wallraff am eigenen Beispiel statuiert bekommen – nein, danke! Darauf konnte Ernst Eberhard Otto wirklich verzichten. Das hatte er so nötig wie einen Kropf.
»Was soll ich mit ihm machen?« wollte Doktor de Witt wissen.
»Rausschmeißen!« zischte der Professor. »Und zwar hochkant!« Ohne noch weiter darauf einzugehen, wünschte er ein knappes »Frohes Fest«, hängte ein und begab sich hinaus in die märchenhaft gestirnte Nacht, um sein Barbecue zu genießen.

»Und?« Fräulein Engel hatte vor Aufregung den Teint einer Aprikose angenommen.
»Tja.« Doktor de Witt sah gedankenvoll von einem zum anderen. »Also wenn Sie mich fragen, der Professor müßte ja nicht unbedingt erfahren, was in dieser Praxis so alles praktiziert worden ist.«
»Ganz meine Meinung«, pflichtete Bolli ihm bei. »Und was wird aus mir?«
»Sie sind entlassen!«

»Danke, Herr Doktor! Ich bin sehr zufrieden mit uns!« Die seltsamen Brüder schüttelten sich verschmitzt die Hand. Jetzt hatten sie wenigstens ein gemeinsames Geheimnis.
»Ich denke, daß Sie in Zukunft um diese Praxis einen großen Bogen machen werden!«
»Abgemacht!« Bolli deutete so was wie ein heiliges Ehrenwort an. Und wenn ihm überhaupt irgendwas heilig war, dann dies. »Ich werde mich bemühen, in Zukunft etwas legaler vorzugehen!« Bei Väterchen Freud, versprochen ist versprochen. »Ja, das war's dann wohl.« Er stieg aus seinem weißen Kittel und übergab ihn seiner Kurzzeit-Assistentin. Und damit war sein Gastspiel in dieser Praxis nun wirklich beendet. Aber, dachte er, wer hier tätig ist, der muß auch feiern können. So trocken kam das junge Glück ihm hier nicht davon. »Eine Bitte hätte ich noch«, äußerte er, und seine Augen funkelten mit jener Verführungskraft, die sein erfolgreiches Gastspiel hier überhaupt ermöglicht hatte. »Ich möchte Sie zum Abschied gern auf ein Gläschen Champagner einladen!«
»Mich als hochgradige Alkoholikerin?« versetzte Fräulein Engel mit laszivem Augenaufschlag.
»Tut mir leid«, bat Bolli um Pardon. »Das war eine reine Notlüge.«
»Okay«, grinste Doktor de Witt, »vergessen wir das, Bruderherz!«
»Also, wo gehen wir hin?«
»Wie wär's mit der ›Bar-Kasse‹, schlug Engelchen vor, »gleich um die Ecke von HORTIE?«
»HORTIE kenne ich«, sagte Bolli, »gute Idee!«
Aber im selben Moment fiel ihm ein dicker Wermutstropfen in seine Sektlaune. Denn es wurde ihm schmerzlich

bewußt, daß zu diesem Zeitpunkt irgend ein armer Mensch, den sie im Polizeipräsidium jetzt für den Weihnachtsmann von HORTIE hielten, unschuldig in Untersuchungshaft saß. Aber daß ein anderer für ihn die Suppe auslöffelte, das würde er nicht zulassen. Das ging ihm denn doch entschieden gegen seine ganz persönliche Würde. Schließlich bildete er sich ein, das zu sein, was heutzutage nur noch ganz selten war: ein ehrlicher Schuft. Und als solcher wußte er, was er zu tun hatte. Er würde den »Weihnachtsmann von HORTIE« per Post an die Kripo schicken. Mantel, Bart und die gesamte Beute in einem keimfreien Überraschungspaket. Der gute Maiwald würde Triumphe feiern! Und der arme Mensch, der da unschuldig saß, dürfte endlich wieder nach Hause. Sonst kriegte der womöglich noch 'ne Neurose...

»Sind Sie so nett und gehen schon vor«, bat er das junge Paar. »Ich könnte mir denken, daß Sie sich zwei, drei Sachen zu sagen haben. Und wir beide –« Er legte seinen Arm um die Wespentaille von Sybille. »Wir sind zum Glück nicht neugierig. Und ich muß ja auch noch zusammenpacken, die paar Habseligkeiten, die ich noch hier habe.«

Eine elegante Umschreibung für eine Viertelmillion, dachte Sybille. Aber sie hatte ja von Anfang an schon ein Faible für sein Understatement gehabt.

»Lassen Sie sich ruhig Zeit, Sie haben ja noch einen Schlüssel.« Fräulein Engel nahm ihren Mantel. »Ich könnte mir vorstellen, daß Sie sich auch innerlich noch von dieser Praxis verabschieden möchten.« Sie hatte großes Verständnis dafür. Der Gedanke, daß sie ihn hier nie mehr sehen würde, war für sie selber nicht ganz frei von einer gewissen Sentimentalität. Aber, sagte sie sich, das Glück blieb ja sozusagen in der Familie, denn morgen würde sie hier ja auch wieder mit einem Doktor de Witt zusammen sein. Und dieses Zusammensein hatte bereits eine derartig unkonventionelle Ouvertüre, daß man auf alles weitere sehr gespannt sein durfte...

Die Tür fiel ins Schloß, sie waren allein.

»Sybille!« Er zog sie so nahe an sich, daß ihre Nasen sich berührten. Sie merkten beide, wie sich ihr Prickeln im Rhythmus ihrer rascher werdenden Herzschläge steigerte.

»Du bist ein Teufelsweib«, raunte er.

»Wo kämen wir hin, wenn wir alle Engel wären.«

Neben seiner Wirbelsäule begannen unsichtbare Ameisen auf ganz kleinen Füßchen auf und ab zu laufen. »Wo wäre ich jetzt ohne dich –«

Sie verschloß ihm den Mund. »Vermutlich untendurch. Man muß ganz schön aufpassen auf dich.«

»Willst du das?«

Sie antwortete mit einem Lächeln, das den Nordpol auftauen könnte. »Wenn du mich als Privatpatientin behältst.«

»Ich liebe dich.«

»Ich dich auch.«

Plötzlich warf sie den Kopf zurück und blitzte ihn aus ihren vor Glück und Erregung sprühenden Augen an. »Sag' mal, wie heißt du eigentlich? Ich meine, wie heißt du wirklich? Wie ist dein ehrlicher Name? Falls du überhaupt einen ehrlichen Namen hast.«

»Ehrlich«, antwortete er, »ich heiße Felix. Felix der Glückliche!«

»Hübscher Name«, lächelte sie, »für einen Weihnachtsmann...«